Monthly Book
Medical Rehabilitation

編集企画にあたって………

　医学生の時分，地域の療育センターを見学させてもらい，子どもたちの様子をみて驚かされ，不謹慎ながら自分の運の良さを実感した．運の良さを仕事で返すことが，自分なりの役目であろうと，考えるきっかけになった．今思い起こせば，彼らの存在が，私をリハビリテーションの世界に導いたきっかけの一つである．リハビリテーション医学を専門とし，高齢者を中心の診療を行った後，あの療育センターに赴任する機会をいただいた．脳卒中と脳性麻痺の違いに驚き，リハビリテーション医療の違いに驚き，高齢者と子どもの違いに驚かされた．

　脳卒中は，ある日突然のトラブルで，立派な木の大きな枝や根がダメージを受け，そこから支えを作り，栄養を補強し，もう一度花が咲くよう養生していくようなイメージがある．脳性麻痺は，芽が出たときに，周りからみると弱々しく，葉っぱも不揃いな幼木である．風をよけ，光をあて，添え木をすると，遅いながらも成長していくイメージだろうか．療育の現場に入ったばかりのとき，手術目的で入院してきた脳性麻痺の中学生の，就学前の写真をみて驚いた．目の前で側弯と風に吹かれた股関節「Wind-swept deformity」の変形を呈している男児の10年前は，当たり前であるが，ほとんど変形は見当たらないのである．何が起こったのだろうか，どうすればよかったのだろうか，これからどうなるのだろうか，どうしていけばいいのだろうか．

　それから，十数年の間に，新生児医療が変化し，GMFCS（gross motor function classification system）の利用が広まり，ボツリヌス療法やバクロフェン髄腔内投与療法が取り入れられ，新しい装具や機器，治療方法が次々と出ている．社会的にもICF（国際生活機能分類）が登場し，我が国で障害者権利条約が批准され，権利条約から法律が生まれ，児童福祉法も改正され，環境も徐々に変化している．しかし，現実には問題が山積している．

　今回の企画では，家族にも焦点を当てて原稿をいただいている．政府の「障害児支援の在り方」の基本理念にも，「家族支援の重視」が示されている．我々の立場で，どう子どもたちとその家族を支援できるのか，それぞれの専門職から多岐にわたる示唆をいただいた．

　正直にいうと，私自身が「家族支援」をしている自信が全くない．親の声に真摯に耳を傾けているだろうか，専門家の責任を果たせているだろうか，コミュニケーションの拙さに省みることの多い毎日である．それでも，子どもたちの中からあふれでてくるような光を感じられるのが，小児リハビリテーションの醍醐味である．ライフステージに応じたかかわり，医療だけではない家族も含めた地域全体でのかかわりへのヒントが，皆様のお役に立てられれば幸甚である．

2019年1月
土岐めぐみ

Key Words Index

和文

― あ・か 行 ―
医療的ケア　65
かがみ姿勢　13
拡大代替コミュニケーション手段　45
家族支援　21,53
家族中心　59
家族中心的理学療法　31
課題指向型理学療法　31
感覚運動学習　37
看護の役割　53
間主観性　8
機能的理学療法　31
言語聴覚士　45
コミュニケーション障害　45

― さ 行 ―
ジェネラルムーブメント　1
姿勢ケア　21
就学支援　37
重症児デイサービス　65
重症心身障害児者　53
重度重複障害　8
障害受容　53
人生を通じた対応　21
生活支援　37
摂食嚥下障害　45
尖足　13
選択的整形外科的痙性コントロール手術　13
早期診断　1

― た 行 ―
地域生活　65
地域リハビリテーション　59
頭部 MRI　1

― な 行 ―
脳室周囲白質軟化症　1
脳性麻痺　13,45,59

― は 行 ―
はさみ脚　13
発達支援　37
訪問リハビリテーション　59

― や・ら 行 ―
遊戯療法　8
ライフステージ　59

欧文

― A ―
acceptance of disability　53
augmentative alternative communication；AAC　45

― C ―
cerebral palsy　13,45,59
communication disorder　45
community life　65
community-based rehabilitation　59
crouching posture　13

― D・E ―
developmental support　37
dysphagia　45
early prediction　1
equinus foot　13

― F ―
family centered care　21
family-centered approach　59
family centered physical therapy　31
family support　53

functional physical therapy　31

― G・H・I ―
general movements　1
head magnetic resonance imaging　1
home-based rehabilitation　59
intersubjectivity　8

― L ―
life stage　59
lifelong management　21
living support　37

― M・O ―
medical care children　65
orthopedic selective spasticity-control surgery；OSSCS　13

― P ―
patients with SMID day service　65
periventricular leukomalacia　1
play therapy　8
postural management　21

― S ―
scissors leg　13
sensory motor learning　37
severe complicated disability　8
severely multiple handicapped children　53
speech language and hearing therapist　45
support for entering school　37

― T ―
task oriented physical therapy　31
the role of nursing　53

Writers File

ライターズファイル（50音順）

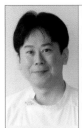

落合達宏
（おちあい たつひろ）

1989年	福島県立医科大学卒業 東北大学整形外科入局
1995年	宮城県立拓桃医療療育センター整形外科
2006年	宮城県立こども病院整形外科（兼務）
2009年	東北大学，非常勤講師（兼務）
2011年	同，臨床准教授
2015年	宮城県立拓桃医療療育センター，副センター長
2016年	宮城県立こども病院整形外科，科長

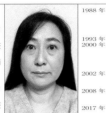

長澤美帆
（ながさわ みほ）

1988年	札幌医科大学衛生短期大学部作業療法学科卒業 札幌市民生局肢体不自由児母子訓練センター
1993年	札幌市みかほ整肢園
2000年	札幌医科大学保健医療学部作業療法学科編入学過程卒業 学校法人吉田学園札幌総合医療専門学校
2002年	医療法人渓仁会在宅ケア事業推進部リハビリ室
2008年	同法人，札幌西円山病院訪問リハビリテーションさくら
2017年	社会福祉法人渓仁会ケアプランセンターこころまるやま 相談支援専門員研修修了
2018年	同法人，札幌市委託相談支援事業所相談室こころていね

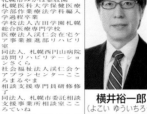

横井裕一郎
（よこい ゆういちろう）

1990年	札幌医科大学衛生短期大学部理学療法学科卒業 北海道立札幌肢体不自由児総合療育センター（現：子ども総合療育センター）
2008年	北海道文教大学人間科学部理学療法学科，准教授
2013年	同，教授
2014年	札幌医科大学大学院保健医療学研究科博士課程後期修了／博士（理学療法学）

才野 均
（さいの ひとし）

1990年	札幌医科大学卒業 同大学整形外科入局
2002年	北海道大学精神科・神経科 岩見沢市立病院精神神経科，医長
2005年	市立札幌病院静療院児童精神科，副医長
2007年	市立小樽第二病院精神神経科，医長
2008年	道立子ども総合医療・療育センター小児精神科，医長
2012年	同センター，発達支援センター長

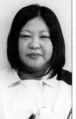

逸見聡子
（へんみ さとこ）

1991年	看護師免許取得
1996年	びわこ学園医療福祉センター草津
2012年	同センター，看護部長
2015年	日本看護協会認定看護管理者取得

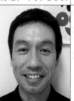

米持 喬
（よねもち たかし）

2000年	秋田県小児療育センター
2003年	青年海外協力隊　タイ王国第9区特別支援センター配属
2006年	NGOラルパテの会　ネパールCBR支援立ち上げ 大阪発達総合療育センターリハビリテーション部肢体不自由児病棟
2014年	同センター地域医療連携部訪問看護ステーション，主任
2018年	同センターリハビリテーション部肢体不自由児病棟，科長補佐

椎名英貴
（しいな ひでたか）

1983年	国立リハビリテーションセンター附属聴能言語専門職養成課程卒業
1983年	町田市立療育園すみれ教室
1985年	特定医療法人大道会ボバース記念病院リハビリテーション部言語療法科
2006年	社会医療法人大道会森之宮病院
0000年	同病院リハビリテーション部，部長

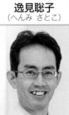

前田知己
（まえだ ともき）

1991年	大分医科大学卒業
2009年	医学博士
2009年	大分大学小児科学講座，准教授
2011年	GM Trust GMs評価法基礎コース修了
2013, 17年	GMs評価法advancedコース修了

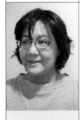

土岐めぐみ
（とき めぐみ）

1994年	札幌医科大学卒業 同大学整形外科
1995年	慶應義塾大学リハビリテーション科
2001年	北海道肢体不自由児総合療育センター整形外科，医長
2002年	札幌医科大学リハビリテーション部，助手
2016年	同大学，兼任助教 北海道立心身障害者総合相談所，医長 札幌渓仁会リハビリテーション病院，真駒内養護学校，社会福祉法人あゆみの園，北海道立子ども総合医療・療育センターに非常勤勤務

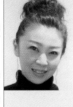

宮本佳江
（みやもと よしえ）

2003年	北海道医療大学卒業
2003年	株式会社コムファ
2007年	有限会社日本薬剤
2011年	株式会社まるいち
2017年～	NPO法人ソルウェイズ，代表理事

前付 3

Contents

脳性麻痺のリハビリテーション
―障害のある子どもとその家族を支える―

編集／北海道立心身障害者総合相談所医長
札幌医科大学リハビリテーション科兼任助教　土岐めぐみ

脳性麻痺の診断と小児科治療　　　　　　　　　　　前田　知己　*1*

発症危険因子を持つ例に対して，早期診断と早期介入のために，General Movements 評価と頭部 MRI 検査を行うことが推奨されている．

重度重複障害のある子どもと家族への精神医学的支援　　才野　　均　*8*

重度重複障害のある親子への精神医学的支援の1つとして，児の主体性を尊重した遊びと家族への共感的な傾聴を通した間主観的な寄り添いについて述べた．

脳性麻痺の整形外科治療　　　　　　　　　　　　　落合　達宏　*13*

クラウチング姿勢や尖足など下肢変形への選択的整形外科的痙性コントロール手術など脳性麻痺の整形外科手術は個々の患児の状態に合わせたオーダーメイド治療でもある．

脳性麻痺のリハビリテーション治療　　　　　　　土岐めぐみ　*21*

脳性麻痺のリハビリテーションは，姿勢ケアと，その他の関連症状への対応が2つの大きな側面である．ライフステージに応じた支援が必要であり，家族を含めた多分野のサービスで構成される．

乳幼児期における脳性麻痺の理学療法　　　　　横井裕一郎ほか　*31*

従来からある脳性麻痺の理学療法思考，方針から少しずつ変わってきている．課題指向型理学療法や家族中心的理学療法などが代表的なものである．理学療法の実践的な支援を通して説明する．

Monthly Book

MEDICAL REHABILITATION No. 232/2019. 2 目次

編集主幹／宮野佐年　水間正澄

就学に向けた作業療法支援
―発達支援と生活支援―
米持　喬ほか　**37**

日常生活動作を発達の視点で分析し，子どもの機能を引き出す「発達支援」と具体的な方法を用いた「生活支援」について症例を通して紹介する．

脳性麻痺の言語聴覚療法
椎名　英貴　**45**

コミュニケーション，食事の問題は脳性麻痺児の生活の質に大きな影響を及ぼす．脳性麻痺児のコミュニケーション障害や摂食嚥下障害の基盤には全身の運動障害の問題があり，発達期の障害であることから家族を含めた長期にわたる支援が必要となる．

障害のある子どもとその家族を支える看護
逸見　聡子　**53**

重症心身障害児・者施設に長期，短期で入所される利用者の背景とそれぞれのライフステージに合わせた家族支援について紹介する．

障害のある子どもとその家族を支える地域リハビリテーション
―在宅(訪問)リハビリテーション―
長澤　美帆　**59**

脳性麻痺の子どもとその家族を支える地域リハビリテーションについてライフステージに沿って小児訪問リハビリテーションの紹介をする．

重症児デイサービスから始まる地域支援について
宮本　佳江　**65**

近年の高度医療で命が救われ，地域に帰って行く．重い障害があっても地域で生きる子どもたちや家族を支援するためにデイサービスを立ち上げた経緯や現状，課題を述べる．

❖キーワードインデックス　前付 2
❖ライターズファイル　前付 3
❖ピン・ボード　70
❖既刊一覧　73
❖次号予告　74

読んでいただきたい文献紹介

家族といえば，「脳性まひ児の家庭療育」[1]である．2014年に第4版の訳本が発行されており，イラストとわかりやすい説明文が特徴の家族向けの実践書である．脳性麻痺にかかわる医療者にも十分読みごたえがある最初の1冊．日本における現状やエビデンスについては，「脳性麻痺リハビリテーションガイドライン」[2]に網羅されている．家族支援や成人期の問題，就学と社会参加についても，章が割かれている．Strobl ら[3]は，ボツリヌス療法の最近の動向について述べている．Novak ら[4]の systematic review では，脳性麻痺の治療法のエビデンスについて述べられている．股関節脱臼に対する hip surveillans はオーストラリア[5]以外にも，各国のガイドライン等が発表されており，日本でも同様の取り組みが必要と思われる．重度の子どもたちには，「姿勢ケア」という概念が早期から必要であり[6]，日本リハビリテーション工学協会の，SIG 姿勢保持で研修会も開かれている．文献ではないが，毎年「脳性麻痺の外科研究会」が開かれている．脳性麻痺の子どもを手術する整形外科医がどういう考えなのかを知ることができる貴重な会になっている．機会があれば，参加してみてはどうだろうか．最後に，日本の重症心身障害児がどのように守られるようになってきたのかを辿った本が，「重い障がい児に導かれて─重症児の母，北浦雅子の足跡─」[7]である．療育の歴史を知ることができる．

1) Bower E（著），上杉雅之（翻訳）：脳性まひ児の家庭療育．原著第4版，医歯薬出版，2014.
2) 日本リハビリテーション医学会（監修）：脳性麻痺リハビリテーションガイドライン．第2版，金原出版，2014.
3) Strobl W, et al：Best clinical practice in botulinum toxin treatment for children with cerebral palsy. Toxins（Basel），**7**(5)：1629-1648, 2015. doi：10.3390/toxins7051629.
4) Novak I, et al：A systematic review of interventions for children with cerebral palsy：state of the evidence. Dev Med Child Neurol, **55**(10)：885-910, 2013. doi：10.1111/dmcn.12246. Epub 2013 Aug 21.
5) Australian Hip Surveillance Guidelines〔https://www.ausacpdm.org.au/resources/australian-hip-surveillance-guidelines/〕
6) Gericke T：Postural management for children with cerebral palsy：consensus statement. Dev Med Child Neurol, **48**(4)：244, 2006.
7) 福田雅文（著），全国重症心身障害児（者）を守る会（編集）：重い障がい児に導かれて─重症児の母，北浦雅子の足跡─．中央法規出版，2017.

（土岐めぐみ）

特集／脳性麻痺のリハビリテーション
―障害のある子どもとその家族を支える―

脳性麻痺の診断と小児科治療

前田知己*

Abstract 脳性麻痺(cerebral palsy；CP)は胎児ないし新生児の発達途上の脳に生じた非進行性の障害による姿勢や運動の異常を呈する臨床状態であり，種々の病因が相互に関連しあって脳障害の病態にかかわっている．早産児のCPの主要因である脳室周囲白質軟化症は減少傾向にあるが，核黄疸と思われるアテトーゼ型CPが近年問題となっている．
　CPの確定診断を発達の遅れが顕在化していない乳児期早期につけることは容易ではない．CP危険要因のある例に対して，頭部MRI検査とgeneral movements評価を行うことにより，CPの可能性が高い児を認識することができるので，早期より必要な療育に乗せ，医療・療育・行政・教育が一体となった支援体制を組むことが重要である．早期介入により，障害をもちながら生活する方法を身につけることができる可能性が増える．内科的治療は筋緊張緩和とてんかん・呼吸障害などの併存する病態に対する治療が主体となる．

Key words ジェネラルムーブメント(general movements)，頭部MRI(head magnetic resonance imaging)，脳室周囲白質軟化症(periventricular leukomalacia)，早期診断(early prediction)

脳性麻痺(cerebral palsy；CP)の定義と分類

1．定　義

　CPとは単一の疾患ではなく，多様な病因からなる類似した臨床状態を指す傘的な用語である．厚生省(当時)脳性麻痺研究班会議の定義(1968年)では，"脳性麻痺とは受胎から新生児期(生後4週間以内)までの間に生じた脳の非進行性病変に基づく永続的な，しかし変化し得る運動および姿勢の異常である．その症状は満2歳までに発現する．進行性疾患や一過性運動障害または将来正常化するであろうと思われる運動発達遅延は除外する．"とされている．
　国際的なCP定義および分類ワークショップ(2004年)では，"CPは運動と姿勢に係る発達の永続的で包括的な疾患であり，それは活動の抑制をもたらし，胎児ないし新生児の発達途上の脳に生じた非進行性の障害による．CPの運動障害には，しばしば感覚・認知・コミュニケーション・知覚，かつ/または行動・痙攣性疾患を伴う"と定義された[1]．

2．分　類

　2004年のワークショップにおいて，① 運動障害による分類，② 随伴障害による分類，③ 解剖学的，神経放射線学的分類，④ 原因，発症時期による分類が提唱された．① 運動障害による分類にはさらに，a：運動障害の類型分類と，b：機能的運動能力の要素がある[1]．
　a：運動障害の類型分類：静止時筋トーヌス(低緊張か過緊張)と運動障害の類型分類による．類

---

* Tomoki MAEDA，〒879-5593　大分県由布市挾間町医大ヶ丘1-1　大分大学医学部小児科学講座，准教授

表 1.
脳性麻痺の要因と危険因子

要因	周産期脳障害	低酸素虚血	新生児仮死, 低酸素性虚血性脳症
		新生児脳梗塞	動脈性梗塞, 静脈性梗塞, 静脈洞血栓症
		脳外傷, 頭蓋内出血	分娩外傷, 出血素因
	未熟性に関連する脳障害	脳室周囲白質軟化症	
		脳室内出血	
	脳発達の異常	脳奇形	多小脳回, 孔脳症, 裂脳症, 滑脳症
		染色体・遺伝子異常	染色体異常症
	出生後脳障害	核黄疸	早産児のビリルビン脳症
		中枢神経感染症	化膿性髄膜炎, ヘルペス脳炎
出生前危険因子	多胎, 母体絨毛膜羊膜炎, 不妊治療, 子宮内胎児発育遅延,母体アルコール多量摂取, 喫煙, 先天性感染症(TORCH 症候群)		

型分類には痙性型, ジスキネジア型(アテトーゼとジストニア), 失調型がある. 痙性型は筋緊張亢進, アテトーゼ型は動揺性筋緊張, 失調型は筋緊張低下している場合が多い.

b:機能的運動能力:上肢, 下肢別々に客観的な機能尺度(gross motor function classification system;GMFCS など)により分類する.

CP の疫学

本邦における CP の有病率は人口 1,000 人あたり 2.27 人と報告されている[2]. 世界的には CP の有病率は出生 1,000 人あたり 2.11 人で過去 20 年の間で発症率は一定のままであるとされている. また, 在胎 28 週未満出生児では出生 1,000 人あたり 82.25 人, 出生体重 1,000 g 未満児では 56.64 人, 1,000〜1,499 g 出生児で 59.18, 1,500〜2,499 g 出生児で 10.17 人と早産, 低出生体重児での CP の有病率は高い[3]. 近年, 周産期医療の進歩に伴い CP の原因となる病態の合併率は減少しているが, 一方で, より早産の児が救命できるようになっており, CP の有病率は変わっていないと考えられる.

CP の要因と危険因子

CP 発症に関与する要因や危険因子を表 1 に示す. これらの要因が共存し, 相互に関連し合って CP 発症につながる脳障害の病態にかかわっている[4].

1. 新生児仮死

新生児仮死とは新生児の出生時の呼吸循環不全のことをいうが, CP の発症には, 新生児仮死に続発する低酸素性虚血性脳症(hypoxic ischemic encephalopathy;HIE)が関与する. 中等度以上, すなわち意識レベルが傾眠傾向から昏迷を呈する HIE に対して生後 6 時間以内に低体温療法の導入を行うことで, 予後の改善が期待されている. 新生児仮死単独で CP となる例は少なく, 脳性麻痺コホートにおいて, 原因となる分娩中の急性の低酸素エピソードがある例はわずか 1%(2/213 例)との報告がある[5].

2. 脳室周囲白質軟化症

脳室周囲白質軟化症(periventricular leukomalacia;PVL)は早産児に多い脳室周囲白質に生じる虚血性壊死である. 早産期の脳の血管構築で, 脳室周囲白質が動脈の潅流境界領域にあたり虚血が生じやすいこと, 脳の血流の自動調節能が未熟で, 低血圧により容易に脳虚血に陥ってしまうこと, 脳室周囲でオリゴデンドロサイトの代謝が活発でエネルギー需要が多いことなどにより, 脳室周囲白質に選択的に病変が生じる. 発達過程での脳室周囲の虚血への脆弱性が発症に深く関与するため, 在胎 27 週頃をピークとする.

頭部超音波や MRI 画像で確認される嚢胞形成性 PVL の病変は両側の側脳室体部周囲の白質に生じることが多い(図 1). 病変が一次運動野から内包に向かう皮質脊髄路にかかることが多いため, 発症児は高率に痙性麻痺を生じる. 下肢に向かう線維が脳室近くを通るため, 病変が小さいと主に下肢の麻痺, 病変が大きいと四肢麻痺を呈する.

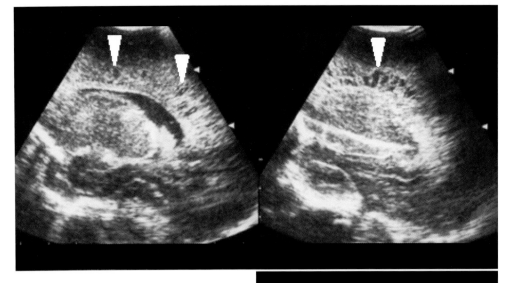
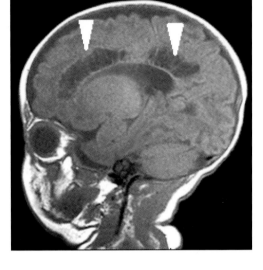

図 1.
嚢胞形成性脳室周囲白質軟化症
側脳室周囲の白質内に嚢胞（矢頭）が連なって確認される．
　　a：新生児期の頭部超音波検査，傍矢状断
　　b：満期相当時の頭部MRI矢状断T1強調画像

　PVLは早産児のCPの主因であるが，頭部MRIで診断されたPVLの発症率は2007年に出生した33週未満出生児の3.3%で，1990年代の7%程度の発症率から減少傾向にあると報告されている[6]．

3．脳奇形，感染症

　CP例に脳奇形が合併することは多い[7]．全前脳胞症などの脳原基の形成異常，滑脳症，多小脳回などの皮質形成異常，孔脳症などの虚血性病変がある．それらの基礎疾患，病態としては，染色体異常，脳形成や凝固線溶系の遺伝的素因やサイトメガロウイルス，トキソプラズマなどの先天性感染症，アルコールなどの薬物暴露などの様々な外因がある．脳形成異常には遺伝的背景がある例が多いが，近年脳性麻痺例の網羅的な遺伝子解析においても血栓素因，炎症に関与する遺伝子多型が脳性麻痺に罹患しやすい素因として報告されている[8]．遺伝的解析手法の進歩により，今後CP発症に関連する遺伝的素因が明らかになってくると思われる．

4．核黄疸

　かつて新生児のアテトーゼ型CPの主因として核黄疸があったが，光線療法や交換輸血などの新生児黄疸管理により核黄疸は激減した．しかし近年，極低出生体重児の救命率の向上に伴い，極低出生体重児のアテトーゼ型CPの報告が散見され，乳児期の頭部MRI（T2強調画像）で両側淡蒼球に異常高信号を認める，聴性脳幹反応異常を呈することなどから，その原因が核黄疸と考えられている．早産児における黄疸治療の新しい指針が提唱された[9]．

CP の診断

　CP は新生児期には非特異的な所見が多く理学的所見のみで診断することは困難である．CP 児は新生児期に低緊張で動きが少ない例や，易刺激性が目立ち，反り返りが目立つこともある．急性期の脳障害の程度が強い程，CP をきたす可能性は高まるので周産期の脳障害の程度と危険因子，画像所見を組み合わせて発症リスクの高い例を抽出し，注意深いフォローアップに移行する．CP という確定診断に至らなくとも，姿勢や自発運動の異常，運動発達の遅れから CP が強く示唆されれば早期療育介入につなぐべきである．

　病因が多様であるがゆえに，血液生化学検査に特徴的な異常パターンはない．頭部 MRI にて CP の原因や鑑別診断につながる情報が得られることが多い．PVL などの周産期の虚血性病変では新生児期の MRI で嚢胞形成が捉えられない場合でも，2 歳以降の T2 強調画像で虚血性壊死の後のグリオーシスが白質の高信号として捉えられる．

1．神経理学的所見

　CP の診断のきっかけになる徴候は運動発達のマイルストーンの遅れである．診察所見で CP 例の乳児期に認められる異常所見を検討した系統的レビューでは，乳児期早期は Moro 反射や足底把握反射の欠如，乳児期早期以降は Moro 反射の残存と非対称性緊張性頚反射の残存，乳児期後期はパラシュート反応の出現の遅れ，乳児期を通して引き起こし反応と腋下懸垂反応の異常が有用であると報告されている[10]．

2．系統的神経学的評価

　早産児の修正 4 か月までの神経学的評価法に関する系統的レビューにおいて，general movements（GMs）評価は臨床的に使用しやすい予後予測価の高い評価法とされている[11]．これらの知見を基に，本邦の脳性麻痺リハビリテーションガイドライン第 2 版では，"GMs の質的評価に関する Prechtl の方法は，習熟した検者が行う場合には，ハイリスク児の修正年齢 20〜24 か月における神経学的アウトカム（特に脳性麻痺）の予測に用いることが強く勧められる．脳性麻痺を予測する目的では，fidgety 運動の異常または欠如，反復評価において一貫して認められる cramped-synchronized GMs を指標とすることが勧められる．"とされている[12]．

　また，2017 年に発表された CP の早期診断と介入に向けたエビデンスに基づく国際的な推奨では，修正 5 か月前の児に対して，CP のリスクを同定するのに最も有用なのは，満期相当時の頭部 MRI（感度 86〜89％），Prechtl の GMs 評価（感度 98％），Hammersmith infant neurological examination（感度 90％）で，それらを組み合わせて行うことが推奨されている[13]．

1）GMs

　GMs は発達過程の中枢神経系に由来する全身に広がる自発運動である．特徴的なパターンは週数により変化し，胎児期から出産予定日後 8 週頃まで認める writhing GMs と，予定日後 9 週から 20 週頃まで認められる fidgety GMs がある（**図2**）[14]．

　Writhing GMs は，全身（上肢・下肢，頚部，体幹）に広がる変化に富んだ運動である．その大きさ，強さ，速さを漸増・漸減させ，徐々に始まり徐々に終わる．このことは多様で滑らかな印象をもたらす．運動の方向が少しずつ変化し，多くは回旋の様子を含むため，手足は不規則な楕円の軌道を描き，もがく（writhing）ような運動と形容される．この時期の異常なパターンには PR，CS，Ch の 3 パターンがある（**表2**）．

　Fidgety GMs は頚部，体幹，四肢にみられるあらゆる方向性に加速する小さな円を描く運動で，そわそわ（fidgety）すると形容される．出るべき週数では覚醒して泣いていない状態で常に認められる．異常パターンには fidgety movements の異常（AF）と欠如（F−）がある．**表2** に GMs の正常，異常パターンを示す[14]．

鑑別診断

　緩徐進行性の運動退行をきたす疾患が CP とさ

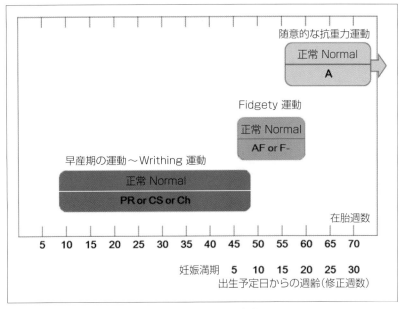

図 2. GMs の発達変化

胎児期から乳児期早期は writhing 運動，予定日より 8 週から 20 週までは fidgety 運動が認められ，それ以降は随意的な運動が出現するにつれて減少し認められなくなる．

（文献 14 より）

表 2. GMs の正常・異常パターン

胎児期～予定日より8週	
Writhing 運動（正常）	不規則な楕円の軌道を描くような運動で，もがくような(writhing)運動と形容される．
Poor-repertoire (PR)	運動構成要素が単調であり，正常な GMs でみられるような全身に広がる複雑な運動を呈さない．
Cramped-synchronised (CS)	身体が硬直したように見え滑らかさや優雅さが欠如している．四肢と体幹の筋肉がほとんど同時に収縮と弛緩を繰り返す．
Chaotic (Ch)	すべて四肢の運動は振幅が大きく，優雅さも滑らかさも伴わずに無秩序な順序で起こる．突然に起こり振戦を伴う．
予定日より9週～20週	
Fidgety 運動（正常）	頚部，体幹，四肢にみられるあらゆる方向性に加速する小さな円を描く運動．覚醒して泣いていない状態では常にみられる．
Absent Fidgety (F-)	予定日後 6～20 週の間に fidgety が観察されない．
Abnormal Fidgety (AF)	正常な fidgety に類似する運動があるが，大きく速く誇張されている．

れていることがあるので注意が必要である．痙性と末梢神経障害を呈する疾患として若年型 GM1 ガングリオシドーシス，遺伝性運動感覚ニューロパチー，家族性痙性対麻痺，乳児神経軸索ジストロフィー，異染性白質ジストロフィー．失調を呈する疾患として無 β-リポタンパク血症，毛細血管拡張性運動失調症，フリードライヒ失調症．痙性とアテトーゼを呈する疾患でグルタル酸尿症 1 型，レッシュ・ナイハン症候群，ニーマン・ピック病 C 型，ペリツェウス・メルツバッハー病，レット症候群などが挙げられる[15]．

筋緊張低下のみで運動障害が明らかでない場合，低緊張型 CP と診断されている場合があるが，染色体異常，知的障害などの中枢神経の機能的発育遅滞を反映している場合が多く，経過を追って診断の再検討が必要である．

治　療

CP は永続的な障害であり治癒させることはできない．しかし，早期介入により，障害を持ちながら生活する方法を身につけることができる可能性が増える．療育は，運動療法や作業療法，言語療法，投薬ならびに整形外科的介入を総合的に行い，日常生活を改善させることが目的となる．本項では小児内科的治療について述べる．

1．筋緊張
1）ボツリヌス療法
ボトックスとは A 型ボツリヌス毒素を有効成分とする筋弛緩薬であり，末梢の神経筋接合部をブロックすることで筋弛緩作用を示す．痙縮の目立つ筋に直接注射することにより痙性が緩和し，機能改善が得られる．

2）経口筋弛緩薬
痙性に対してベンゾジアゼピン系，チザニジン，ダントロレンなどの経口筋弛緩薬が用いられている．短期的には有効であるがその脳性麻痺の機能改善に対する効果に関してはエビデンスに乏しい．

ベンゾジアゼピン系薬剤は GABA-A 受容体のアゴニストであり，脊髄反射を抑制して筋弛緩作用がある．中枢に作用し鎮静催眠作用も有するため，ジストニアの要素のある CP 例でも有効である．副作用として流涎や気道分泌の増加や，長期使用により依存性が生じることがある．チザニジンは中枢 $\alpha2$-アドレナリン作動薬で，運動ニューロンの過分極を通して筋緊張を緩和する．ダントロレンは筋小胞体からの Ca イオンの遊離を抑制することで筋弛緩作用がある．

3）バクロフェン
バクロフェンは GABA-B 受容体のアゴニストであり脊髄反射を抑制して筋弛緩作用を生じる．眠気や吐き気などの副作用がある．バクロフェン髄腔内投与療法（ITB）は髄腔内に投与することで髄液内濃度を上げ，脊髄の後角の抑制性神経細胞に作用し，副作用が少なく重度の痙性の緩和を期待する治療である．植え込み型ポンプを用いて微量の薬剤を長期間にわたり注入する必要がある．脳脊髄疾患に由来する重度の痙性麻痺で，既存治療で効果が不十分な場合に限り適応となる．小児では，体格が小さくポンプの植え込みが困難な場合があること，てんかん発作を誘発する恐れがあることなどにより慎重投与とされている．

2．併存する病態への治療
1）てんかん
CP にてんかんを合併することが多いが，その治療法に関しては CP に合併しないてんかんと基本的には変わらない．発作の型により適切な抗けいれん薬を選択し，できるだけ少ない種類でコントロールすることを目指す．しかしながら，CP に合併するてんかんは脳形成異常や脳損傷を基礎とする症候性てんかんが多く，難治例が多い．加えて運動・姿勢の異常や不随意運動のため，てんかん発作と区別し難い発作的な姿勢，筋緊張の変化が認められることがあり，特に重度の知的障害を伴う重症心身障害児例では，発作を正確に把握することが困難な場合がある．難治性てんかん発作も抗けいれん薬の多剤併用も傾眠傾向や気道分泌物増加，誤嚥のリスク増加，便秘など CP 児の QOL 阻害要因となる．てんかん発作かどうか悩ましい発作的な運動が頻回に認められる場合は脳波をモニタリングし，てんかん発作か否かの判断のうえで抗けいれん薬を調整することが望ましい．

薬剤抵抗性のてんかん発作があり，発作や多剤併用治療により QOL（quality of life）が損なわれている場合，緩和的てんかん治療として迷走神経刺激療法の適応が検討される．迷走神経刺激療法は左頸部の迷走神経に電極を巻き付け，埋め込み型の刺激装置により持続的に電気刺激を行うことで発作の減少効果が得られる．覚醒度や記憶の改善という効果もあるとされ，重症心身障害児の多剤併用を要して傾眠傾向が強く QOL が損なわれている例には積極的に試みるべき治療と思われる．

2）呼吸障害，誤嚥性肺炎
CP では姿勢や筋緊張の異常，嚥下機能低下な

どにより，気道の開通が保ちにくく，誤嚥もしやすい．筋緊張のコントロール，呼吸リハビリテーションを行い呼吸予備能を保つことが重要である．慢性的な呼吸不全がある場合，必要に応じてマスクによる非侵襲的呼吸補助や気管切開，喉頭気管分離などを行っての呼吸補助の導入を行うことがQOLを高めるのに有用である．栄養状態を保つことも重要で，経口摂取が不十分な場合，経管栄養を併用する．誤嚥を繰り返す場合，嚥下造影や内視鏡検査で誤嚥の評価を行い，摂食できる食形態の検討や経管栄養への切り替えを行う．

家族への説明や支援

CPの確定診断を乳児期早期につけることは困難であるだけでなく，まだ発達の遅れが顕性化していない段階での告知は，家族にとって受け入れ難いことは想像に難くない．必要なのは，早期より必要な療育に乗せ，医療・療育・行政・教育が一体となった支援体制を組むことであり，診断を確定させることではない．乳児期早期はCPのリスクがある，もしくはリスクが高いことを説明し，症状は乳幼児期に変化するのでフォローアップが大事なこと，リスクのある児として早期療育介入が重要なことを説明する．

文　献

1) Bax M, et al：Proposed definition and classification of cerebral palsy. *Dev Med Child Neurol*, **47**：571-576, 2005.
   Summary　国際的な脳性麻痺の定義と分類について，その経緯も含めて詳細に解説されている．
2) Toyokawa S, et al：Estimation of the number of children with cerebral palsy using nationwide health insurance claims data in Japan. *Dev Med Child Neurol*, **59**：317-321, 2017.
3) Oskoui M, et al：An update on the prevalence of cerebral palsy：a systematic review and meta-analysis. *Dev Med Child Neurol*, **55**：509-519, 2013.
4) Swaiman KF, et al：Cerebral palsy. Swaiman KF, et al(ed), Swaiman's Pediatric Neurology fifth ed, pp.999-1008, Elsevier, 2012.
5) Strijbis EM, et al：Cerebral palsy and the application of the international criteria for acute intrapartum hypoxia. *Obstet Gynecol*, **107**：1357-1365, 2006.
6) Sugiura T, et al：Periventricular leukomalacia is decreasing in Japan. *Pediatr Neurol*, **47**：35-39, 2012.
7) Croen LA, et al：Congenital abnormalities among children with cerebral palsy：More evidence for prenatal antecedents. *J Pediatr*, **138**：804-810, 2001.
8) O'Callaghan ME, et al：Fetal and maternal candidate single nucleotide polymorphism associations with cerebral palsy：a case-control study. *Pediatrics*, **129**：e414-e423, 2012.
9) Morioka I：Hyperbilirubinemia in preterm infants in Japan：New treatment criteria. *Pediatr Int*, **60**：684-690, 2018.
10) Hamer EG, Hadders-Algra M：Prognostic significance of neurological signs in high-risk infants-a systematic review. *Dev Med Child Neurol*, **58**(Suppl 4)：53-60, 2016.
   Summary　乳児期の神経学的評価でよく行われる，原始反射や姿勢反応の有用性に関する系統的レビュー．
11) Bosanquet M, et al：A systematic review of tests to predict cerebral palsy in young children. *Dev Med Child Neurol*, **55**：418-426, 2013.
12) 問川博之：GMsの評価により神経学的予後予測は可能か？高橋秀寿ほか(編)，脳性麻痺リハビリテーションガイドライン第2版，p.23-25，金原出版，2014.
13) Novak I, et al：Early, Accurate Diagnosis and Early Intervention in Cerebral Palsy：Advances in Diagnosis and Treatment. *JAMA Pediatr*, **171**：897-907, 2017.
   Summary　脳性麻痺の早期診断に関するエビデンスを系統的にレビューし，具体的な評価アルゴリズムが示されている．
14) Einspieler C, et al：Prechtl's method on the qualitative assessment of general movements in preterm, term and young infants. pp.1-91, Mac Keith Press, 2004.
15) Piña-Garza JE：Cerebral palsy. Fenichel's clinical pediatric neurology seventh ed, pp.267-268, Elsevier, 2013.

特集／脳性麻痺のリハビリテーション
―障害のある子どもとその家族を支える―

重度重複障害のある子どもと家族への精神医学的支援

才野　均*

Abstract　重度重複障害のある子どもと家族は，子どもの側の対人反応性の異常や家族の側の心身の問題が生じやすく，愛着が不安定になり関係障害を呈することが少なくない．重度重複障害に起因する関係障害を呈した親子に対し，当科で行っている精神医学的支援の実際について紹介した．症例は，最重度の精神運動発達遅滞のある多発奇形症候群の2歳男児である．児の注意の方向や興味に沿った遊びを行い，児の安心感，能動性，および対人反応性を強化するとともに，母の育児の悩みや不安を共感的に傾聴し続けることを通じて，母子の不安が軽減し，母子間での自然な相互交流が生まれ，関係性障害の改善につながっていくことが観察された．重度重複障害のある親子の心の支援に際しては，児の病弱性や運動・感覚の障害，そして，家族の肉体的疲労，長引く悲哀や抑うつ，将来の不安などの状況についてしっかりと把握し，かかわりにおいて配慮しながら，親子に寄り添っていくことが重要と考えられた．

Key words　重度重複障害(severe complicated disability)，間主観性(intersubjectivity)，遊戯療法(play therapy)

はじめに

周産期医療の進歩とともに，従来では救命できなかった重症疾患のある子どもの生存が可能となっている．その一方で，重症疾患や障害のある子どもの20％が精神疾患を合併すること(ない子どもの2倍)[1]，5歳前に入院治療を受けた子どもは受けない子どもの2倍の行動の問題をもつこと[2]など，重症疾患とその治療が子どもの精神発達にリスクをもたらすことが指摘されている．そして，そのリスクの背景については，子どもの側の生物学的要因だけでなく，入院治療による心的外傷的な体験や，家族の疲弊，育児不安，抑うつなどが原因で親子愛着が不安定化するといった環境要因が指摘されており，治療環境の整備や，家族の安心感と育児への能動性を回復させ親子愛着を安定化させる支援の重要性が指摘されている[3)4)]．

当センターは，北海道唯一の小児総合病院であり，全道の重症疾患，重度重複障害のある子どもが，急性期治療やリハビリテーションのため利用している．当科では，比較的重度の重複障害を抱える乳幼児と家族がリハビリテーションの目的で利用する親子入院において，全親子を対象に精神医学的評価と健やかな精神発達を目指した診療を行っている．そして，関係障害が強く，家族が希望する場合，外来での親子プレイセラピーを継続している．今回は，親子入院から当科の外来での親子プレイセラピーが続けられた代表的なケースを提示し実際を紹介したい．

症　例

症例の提示に際しては，症例の本質を損なわない範囲内で，個人が特定されないような内容修正を行い，家族の承諾のもと報告する．

* Hitoshi SAINO，〒 006-0041　北海道札幌市手稲区金山一条 1-240-6　道立子ども総合医療・療育センター，発達支援センター長(小児精神科)

症例 A：2 歳，男子，奇形症候群

＜家族＞会社員の父，元事務員の母との 3 人暮らし．母方の実家で生活していた．

＜経過＞妊娠 36 週，1,808 g で出生し，他院の NICU に入院し人工呼吸管理を 2 か月受けた．退院後も経管栄養と在宅酸素療法が続けられた．5 か月時，経口摂取のリハビリテーションを希望して当院を初診したが，その後，誤嚥性肺炎を繰り返し，1 歳時に気管切開を，1 歳 3 か月時に胃瘻造設を受けた．2 歳時，運動発達促進を目的としたリハビリテーションのため，親子入院となった．

＜初診時現症＞1 か月間の親子入院中に，小児精神科診察が行われた．A はリクライニングバギーで入室した．右胸部と右手の低形成に加え，表情筋の麻痺もあり表情はほとんど変化しなかった．精神運動発達にも重い遅れがあり，座位をとることはできなかった．A は入室後しばらくの間，左手指を口に入れ右手でリズミカルに自分の頭をたたいていた．筆者はペットボトルのおもちゃ(図 1)を A の注意が向いている方向に合わせて提示してみた．すると A はペットボトルの中の色のついた液体が動くのを目で追った．筆者は A がおもちゃに注意を向けたことがうれしくなり，もっと楽しませようと声をかけてみた．すると A は目を閉じてしまいしばらく固まったように動かなくなった．母は「毎日，痰のサクションと経管栄養に追われています．A の気持ちはわからないが，困っていることはない」と疲れた表情で述べた．筆者は，A が不快に感じないよう気をつかいながら，もう一度おもちゃを提示してみた．A は少し安心した様子でボトル内の液体の動きを目で追った．筆者は，母から，家族の応援があまりない中で A の在宅ケアをほとんど 1 人で行ってきたことをじっくりと聞かせてもらい，その苦闘を心からねぎらった．そして，筆者は，A にとってこの場面は初めての体験で感受するには強すぎる刺激もあったように感じられたが，A は自分で刺激をコントロールしながらおもちゃに興味を示していくというような能動性・主体性が育てられているの

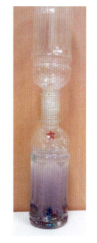

図 1．ペットボトルのおもちゃ

を感じたと，母に肯定的に伝えた．そして，これからも A と一緒に遊びながら，A の気持ちを母と一緒に考えていくプレイセラピーをしてみたいと母に伝えた．母は，プレイセラピーの継続を希望した．

＜治療経過＞2 歳 1 か月時には，A は診察室に入るときょろきょろと周りを見渡した．筆者はひょうきんな声を出しながら前回遊んだペットボトルのおもちゃを出してみたが，A は顔をそむけ，自分の手をじっと見入った．筆者は母とともに，A が遊びたくならないか待ってみた．しばらくすると A は顔を向け，色のついた液体の動きを目で追った．筆者は母に「今，目で追いましたね」と問いかけてみた．すると母は「本当ですか．この年齢の子って目で物を追うんですか」と答えた．筆者はもう一度ペットボトルのおもちゃを動かしてみた．A は再び液体の動きを目で追った．母は驚きと喜びの入り混じった表情でそれを見ていた．母は「○○(自宅から遠く離れた療育施設)を利用しようと思う」と述べた．筆者は，「長いドライブ，A 君大丈夫でしょうか？」と聞いた．母は，「車の中ではずっと外を見ているからドライブ好きなんだと思う」と答えた．筆者は親子が安全に通えることを願った．

2 歳 3 か月時には，A は刺激が強いときには顔をそむけ手を見たり，自分の指をくわえたりするなどの，刺激をシャットアウトするような行動をとりながら，筆者が差し出すペットボトルのおも

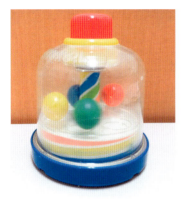

図 2. ボールが跳ねるおもちゃ

ちゃをじっと眺め楽しむことが増えた．筆者は別のボールが跳ねるおもちゃ（**図 2**）を提示してみた．するとAは4つのカラーボールが跳ねるのを注目し，ボールが止まると，あたかも動きを期待するかのように，四肢をぴょんぴょんと動かした．筆者は母に「ボール動けーって感じで手足を動かしているようにも感じられました」と伝えたところ，母は嬉しそうな表情で「うちではこういうことしません」と述べた．

2歳8か月時には，Aはリクライニング車椅子の背もたれから首を持ち上げ，何かを期待するかのように周囲を見回した．筆者はAが興味をもつようになってきたペットボトルのおもちゃを見せてみたが，Aは興味を示さず，前回遊んだボールが跳ねるおもちゃに興味を示し，手を伸ばした．母は，Aが自分でおもちゃを選択するのを嬉しそうに見つめていた．母は，「最近，通園でやっていたシール貼りを嫌がるようになった．どうしてでしょう？」と聞いた．筆者は「毎日のお母さんのケアにより，A君の安心感と能動性が強くなり，自己主張できるようになったのではないでしょうか」と答えた．

3歳0か月には，Aはしゃっくりのような息づかいをしていた．母が「あら，どうして泣くの」とAに話しかけた．おもちゃを提示しても興味をみせず，筆者はAが本当に泣いているんだと気づかされ，母のAへの共感性が強くなったことに驚かされた．母は「Aはわかりやすく気持ちを伝えてくれるようになった．嫌いなものには首をそむけるようになった．…でもAはまだ笑わない．笑うようになるんだろうか」と筆者に話した．筆者は母の深い悲しみを共感的に傾聴した．

その後は，母がAの育児に安心し，筆者が親子にかかわる頻度は減少した．6歳時に会ったときには，Aは自分の好きなおもちゃをめがけて寝返りで移動し，自分で積極的におもちゃを出して遊んだ．表情変化は少ないが喜びを伝えるかのように，母や筆者のほうを見ることが多かった．母は，「通園で元気な子におもちゃを取られてもあとから取り返しに行くようになった．甘えん坊になって抱っこしてほしいと手をあげて要求するようになった」と笑顔で伝えてくれた．

考　察

1．重度重複障害の子どもとの間主観的な通じ合いについて

今回の症例へのかかわりにおいて筆者が目指したことは，生後2年間，重い障害による苦しみを経験し，外界のちょっとした変化におびえ自己刺激的な行動で外界の刺激をシャットアウトしているかのような児と，児の生存のためのケアに奔走し疲れ果て，児の気持ちに思いをはせる余裕がなくなってしまった家族の間の関係のつなぎ役であった．筆者は，その出会いにおいて，自己刺激的な行動を行う児から，どんなことに興味があってどんなことが不快なのかを，間主観的に教えてもらいながら，児とともに遊び，児との関係をつくっていくことを目指した．

重度重複障害のある子どもとの間主観的な通じ合いとはどのようなことであろうか．鯨岡は，肢体不自由児養護学校において，「なんら応答らしきものを示さなかった」重度肢体不自由児の担任が，ふと児が，「気持ち良くしっくり抱かれていることがあること」に気づき，…「気持ちを体で表現しているのでは」と思い…「どんな僅かな…表情の動きや体の動きも見逃すまいと，注意をこらし」かかわっていったところ，児が教師に左足を動かすサインを出したり，不満そうな声を出したりするまでになっていったというかかわりを，間主観

的な気持ちの通じ合いとして紹介している[5]. さらに鯨岡は, 間主観的な気持ちの通じ合いについて,「わからないならわかろうと努め, それでもわからないときには, わかるようになるまで待とう, ともかく今は相手を大事にしよう, 相手とそこにともにあろうと努めよう, …そういう思いが相手に間主観的に通じ, 相手との関係を深めることにつながる」と述べている[6].

筆者自身も, 日々の臨床の中で, かかわりに対し明瞭な反応が見られにくかったり, 目をそむけ自己刺激的な行動をしたりする子どもを前にして, きっと我々には感じ取りにくい, もしかすると不快な気持ちを抱いているのだろう, 心地良く感じることはなにかを児に教えてもらおうと思いながら, 焦らずかかわっていくならば, 上述したような子どもと心が通じ合うような場面は必ず訪れると実感している. 一方, 筆者自身に心の余裕がなく, 子どもとのかかわりに不安をもち, 焦ってしまうような場合には, 重度重複障害のある子どもは間主観的にそれを感じ取るのであろうか, 心を閉ざしてしまい, 気持ちが通じ合える遊びにはならないことが多い. そして, このような, 支援する者の心構えは, 重度重複障害のある子どもだけでなく, 傷ついた母を前にしたかかわりにおいても, 大きく影響するものと考えられる.

2. 重度重複障害の子どもをもつ家族とのかかわりについて

筆者は, 重度重複障害の子どもをもち, 児との関係障害に陥っている家族を支援する場合, 児とのかかわり方について指示的に伝えるよりは, 家族のこの間の育児の経過(家族の生活環境や, 周囲に支えられてきたかなども含めて)や, その中で生じてきた思い(不安, 悲しみなど)を共感的に傾聴し, 自らも家族の立場に立ってみて, 家族に寄り添い, 家族を元気にしていくことを目指す. 丹羽らは, ダウン症の母子治療において, 母の児の受容にはセラピストのholdingの質と量が鍵であると述べている[7]. 支援者との信頼関係, 家族成員同士の関係の進展, 児が人とのかかわりを求

めるようになっていくことなどの, いくつかの契機を通して, 家族は徐々に児をかわいいと思い, 児との自然なかかわりが可能になっていくことが多いと思われる. 今回の症例においても, 筆者は, 母の日々の疲労や深い悲しみを, 母との信頼関係を深めることを通じて教えてもらい, 母の立場に立って支援していくことに努めた. その結果, セラピーを通した児の対人反応性の発達にも助けられ, 母の児への感受性は強くなり, 愛着は安定していったと思われる.

一方, 言語発達の未熟な乳幼児や重度重複障害のある子どもであればこそ, 児の気持ちの読み取りには親の表象が投影されやすく[8], 親の児へのかかわりを規定するものの1つとして親の育ってきた過程を扱い, 親自身に気づきを促すような支援[9]が必要となる場合もあると思われる.

文 献

1) Cadman D, et al：Chronic illness, disability, and mental and social well-being：Findings of the Ontario Child Health Study. *Pediatrics*, **79**：805-812, 1987.
   Summary 慢性疾患のある子の精神発達のリスクを概説している.

2) Fahrenfort JJ, et al：Signs of emotional disturbance 3 years after hospitalization. *J Pediatr Psychol*, **21**：353-366, 1996.
   Summary 入院治療がもたらす精神発達のリスクについて.

3) Minde K：Prematurity and serious medical conditions in infancy：Implications for development, behavior, and intervention. Zeanah CH(ed)：Handbook of Infant Mental Health. pp.176-194, Guilford Press, 2000.
   Summary 未熟児, 疾患児の精神発達のリスクと, その機序や介入についての総説である.

4) D'Agata AL, et al：Unpacking the burden of care for infants in the NICU. *Infant Ment Health J*, **38**：306-317, 2017.

5) 鯨岡 峻：両義性の発達心理学. pp.300-323, ミネルヴァ書房, 1998.

6) 鯨岡 峻：エピソード記述入門. pp.97-106, 東京

大学出版会，2005.
Summary　関与観察，間主観的なかかわりなどを通した人間科学の方法論.

7）丹羽淑子ほか：ダウン症の母子治療. 小此木啓吾ほか（編），乳幼児精神医学の方法論，pp.165-180，岩崎学術出版社，1994.

Summary　ダウン症の母子治療の心構えについて.

8）永田雅子：周産期医療と世代間伝達―臨床心理士の立場から―. 乳幼医・心理研，23：119-127，2014.

9）小林隆児：関係からみた発達障碍. 金剛出版，2010.

特集/脳性麻痺のリハビリテーション
―障害のある子どもとその家族を支える―

脳性麻痺の整形外科治療

落合達宏*

Abstract 脳性麻痺治療は必ずしも痙縮治療と一致するものではなく，あくまで不必要な筋緊張を低下させながら随意運動性や支持性に必要な筋収縮を引き出していくことにある．かがみ姿勢など下肢変形への選択的整形外科的痙性コントロール手術は代表的な脳性麻痺の外科手術で，脳からの運動出力の最終段階を操作する点で細やかな出力調整が可能な治療であり，個々の患児の状態に合わせたオーダーメイド治療でもある．

股関節周囲筋解離術は屈筋・内転筋の緊張筋を解離延長して屈曲内転筋力を減弱させるものであるが，筋インバランスの改善にはさらに伸筋・外転筋の強化が欠かせず後療法での理学療法が重要となる．

尖足は高頻度に認められる進行性の症候で幼児期には単純に尖足痙縮のみを示すが，骨成長に伴って相対的な筋短縮症としての病態が加わり，尖足拘縮が完成する．尖足の複数回の手術を避けるためにはできるだけ矯正ギプス法を繰り返し保存的に治療する．

Key words 脳性麻痺(cerebral palsy)，選択的整形外科的痙性コントロール手術(orthopedic selective spasticity-control surgery；OSSCS)，尖足(equinus foot)，かがみ姿勢(crouching posture)，はさみ脚(scissors leg)

はじめに

小児専門病院における脳性麻痺など，いわゆる肢体不自由児への診療は新生児期から始まり，骨格が完成するまで継続される．旧来，小児整形外科と小児リハビリテーション科に境界線はなく，小児の運動発達と筋骨格成長の専門診療科として，患児ごとにできるだけ高い運動機能の獲得と進行する変形の予防と改善を目指しながら，その時点で必要となる機能療法の目標設定，補装具の選定，ギプスや手術による治療などを一貫して行ってきた．本稿では脳性麻痺の整形外科治療であるストレッチから矯正ギプス法，手術治療について家族への説明のポイントを加えながら解説する．

痙縮と拘縮

脳性麻痺児の整形外科診療を行ううえでの主な視点は，①運動発達の確認，②体幹下肢の支持性と運動性の確認，③下肢変形の確認，④上肢運動性と変形の確認，⑤脊柱変形の確認である．実際の診察場面で目に留まりやすい陽性徴候のはさみ脚や尖足変形などの筋緊張が，いわゆる痙縮として指摘されがちである．一方で，筋緊張の低下による体幹下肢支持性不良や随意運動性低下など脳性麻痺に伴う見逃されやすい陰性徴候も存在する．

もう1つの概念は拘縮で，幼児期終期から骨長成長に伴う関節可動域の低下を伴うようになる．初期には骨長増加に対する筋短縮症として認識されるが，長期化と加齢により筋拘縮に加えて徐々に関節拘縮も合併し複雑化していく(**図1**)．

---

* Tatsuhiro OCHIAI，〒 989-3126 宮城県仙台市青葉区落合 4-3-17 宮城県立こども病院整形外科，科長・療育支援室，室長・リハビリテーション科，科長

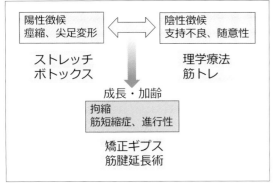

図 1. 痙縮と拘縮
はさみ脚や尖足変形など筋緊張が痙縮として指摘されやすいが，一方で体幹下肢支持性不良や随意運動性低下なども見逃されやすい徴候である．

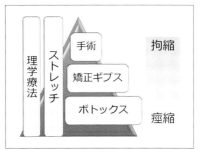

図 2. 痙縮治療
痙縮治療は不必要な筋緊張を低下させながら，随意運動性や支持性に必要な筋収縮を引き出していくことであるが，早期からの理学療法に加え日々のストレッチが拘縮予防には重要である．

痙縮治療

痙縮治療は必ずしも脳性麻痺治療と一致するものではなく，あくまで不必要な筋緊張を低下させながら，随意運動性や支持性に必要な筋収縮を引き出していくという点で一部の要素に過ぎない．小児整形外科医の考える痙縮とは純粋な反射としての痙縮を示すだけでなく，早ければ幼児期から筋や関節に少しずつ生じていく拘縮の意味を少なからず含んでいる．したがって，早期からの理学療法に加え日々のストレッチを指導することが求められ，拘縮を予防し脳性麻痺の二次的変化への移行を遅らせる役割を果たす．これはボツリヌストキシン（ボトックス）治療においては特に重要で，筋緊張が抑制されても残存してしまう拘縮を軽減するチャンスでもある（図2）．逆説的にみれば，問題がある痙縮治療とは抗痙縮薬やボツリヌストキシンの投与のみで完結してしまい，併用すべき理学療法や日々のストレッチが行われていない治療である．このような問題がある治療が繰り返されると薬剤の連用から筋萎縮を進行させ，筋の変性や線維化が生じて結局ボツリヌストキシンなどの治療が効きにくくなるため注意が必要である．

下肢機能と痙縮

下肢痙性麻痺児において滑らかな立位歩行を獲得するために必要な要素とはなんであろうか．古くから言われているように，正常発達と同じく，脳性麻痺においても頭部から尾部に向かって筋収縮性や随意運動性が逐次獲得され，その後に腹背側や左右側への分離運動が現れて粗大なトータルパターンから離脱できるようになる．それゆえに随意運動性が低く，かつ分離性が悪い時期には治療者からは痙縮が強いと判断されてしまい，緊張を落とすための痙縮治療が優先して行われることになりがちである．しかし，下肢の代表的な痙縮筋である下腿三頭筋を例に挙げると，過緊張筋でありながら立位のための支持筋でもあるという両面の考えが必要になる．この筋における過緊張の筋力と支持の筋力は同一筋の出力であるため，痙縮を軽減すると同時に支持性も低下することになる．立位歩行の獲得において尖足は不利益であるが，反面，尖足患者の歩行速度や持久力はむしろ高いことが多い．したがって，痙縮治療とは決して尖足改善だけを目標に治療するものではなく，下肢支持性や随意運動性が十分に残るレベルにとどめながらストレッチ，筋力増強，理学療法を併用して，歩行能力の向上こそを目指すべきである[1]．バクロフェン髄注療法やボツリヌストキシンの連用，選択的脊髄後根切断術は筋力低下が過剰になりやすいため，歩行可能な脳性麻痺児への治療としては目標設定を含めて注意が必要になる[2]．

整形外科手術

はさみ脚やかがみ姿勢など下肢変形への選択的軟部組織解離術は代表的な脳性麻痺の外科手術で，脳から始まり脊髄〜末梢神経を経由して筋へ

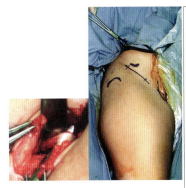
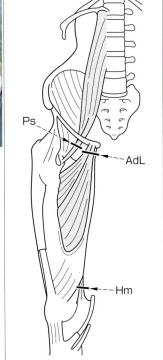
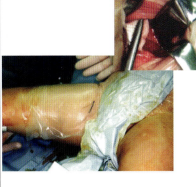
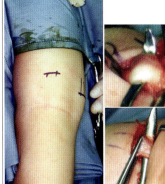

図 3.
股関節周囲筋群解離術
Ps：大腰筋腱延長術
AdL：長内転筋腱延長術
Hm：ハムストリング腱延長術

到達した運動出力の最終段階を操作する点で細やかな出力調整が可能な治療であり，個々の患児の状態に合わせたオーダーメイド治療でもある．他の痙縮治療と同じく筋腱の過延長が生じれば決して良い結果は得られないが，延長量で術後の筋力がコントロールできるのが利点である．歴史ある病院・施設の小児整形外科では経験が豊富で，延長量の調整加減が伝統として受け継がれており，安定した成績が得られている．このような緊張筋および拘縮筋を選択して解離延長する手術は機能的な意味合いから選択的整形外科的痙性コントロール手術と呼ばれている[3]．

その他に股関節脱臼や足部変形，側弯の手術も行われ，これらは変形矯正治療としての意味合いが強い．6歳以下の骨格は可塑性が高く，関節周囲筋群の筋バランスに影響を受けながら形態が変化しながら成長していくが，逆に，麻痺による筋インバランスが続くと，相対的に強い側に関節が歪められ，変形が進行することにもなる．したがって幼児期に筋インバランスを軽減し，荷重刺激を与えることで，健常に近い関節形態へ育てていくことも整形外科手術の目的のひとつである．

股関節周囲筋群解離術の実際

股関節周囲筋群解離術は痙直型両麻痺や痙直型四肢麻痺などのはさみ脚や下肢吹きさらし変形(wind-swept deformity)など股関節の屈曲内転痙縮および膝関節の屈曲痙縮による下肢多発変形への治療に用いられる．共通した走行をとる筋群において，一関節筋は関節支持筋あるいはスタビライザーとしての機能が高いのに対して，二関節筋は跳躍筋とも呼ばれるが痙縮を伴いやすく解離延長の対象となる．よって，下肢で選択的に解離延長する筋腱は主に大腰筋，長内転筋，薄筋，半腱様筋，半膜様筋，大腿二頭筋である(図3)．

1．大腰筋腱延長術

大腰筋は腸骨筋とともに腸腰筋を成し，腰椎から大腿骨小転子まで走行する長い筋で痙縮を生じやすい筋とされる．鼠径部から展開して縫工筋-大腿筋膜張筋間，大腿直筋直頭-腸腰筋間を分けると露出し，骨盤内で腱を筋腹背側に同定し，腱成分のみを切離して筋内延長とする．

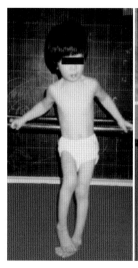
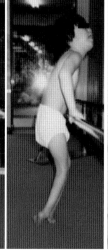
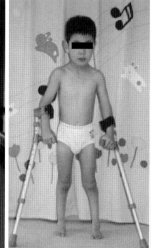
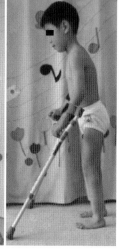

図 4. 股関節周囲筋群解離術の術前後
a：術前　　b：術後

2. 長内転筋腱延長術

内転筋群は下肢筋の中でも特に大きい筋群で起立・歩行のため重層的に多様な走行の筋により構成されている．長内転筋は薄筋とともに長く走行する筋で瘢縮しやすく拘縮も生じやすい．開排位で股部に筋レリーフが浮き上がるので，起始部から展開し，並走する短内転筋から分離同定して腱成分を切離して筋内延長とする．歩行例では切離位置を遠位にする．脱臼例では近位での全切離とするなど解離延長量の調整が可能である．

3. ハムストリング腱延長術

ハムストリングは膝屈筋群の腱の総称で半腱様筋腱，半膜様筋腱が内側ハムストリング，大腿二頭筋腱が外側ハムストリングに分けられる．坐骨起始で下腿骨に停止する二関節筋であるため股関節と膝関節の可動域ではなく膝窩角で瘢縮・拘縮の程度を表現する．幼児では内側ハムストリング腱延長術のみとすることが多く，膝窩で展開し半腱様筋腱を切離，その内縁の半膜様筋の表面をとりまく腱膜を切離してフラクショナル延長し，さらに内側で薄筋腱を同定し切離する．外側ハムストリングは膝窩外方を展開し大腿二頭筋を同定し表面をとりまく腱膜を切離してフラクショナル延長とするが，短頭と長頭の筋間膜も切離する．

麻痺性股関節脱臼・亜脱臼への股関節周囲筋群解離術

脳性麻痺の股関節脱臼・亜脱臼の成因は前述の股関節屈曲内転瘢縮による股関節肢位偏位から生じる．生下時には正常股である場合がほとんどだが，幼児期に股関節内転屈曲位で筋が緊張すると大腿骨頭の股関節求心力は本来向かうべき臼蓋中心から臼蓋辺縁へ偏位してしまう．6 歳以下の幼弱な股関節では臼蓋辺縁への圧力が高まると骨性臼蓋嘴が軟骨へと脱分化を生じる．そして軟骨構造は圧力により歪んでしまい，緩徐に臼蓋辺縁の形態は後上方へ広がりながら変形していくが，それに伴い骨頭も側方へ移動して亜脱臼～脱臼となる[4)5)]．この年齢までは可塑性が高いため，手術により股関節肢位を改善すると軟骨性臼蓋は速やかに正常な形態を取り戻し，さらに長期に肢位を維持すると骨性臼蓋嘴の再生が生じることを期待できる．したがって，4～5 歳の適切な時期に手術を行い，股関節外転装具を数年使用することで骨性にも脱臼・亜脱臼を治療することができれば，その後の大腿骨内反骨切り術や骨盤骨切り術などは不要となる可能性が生まれる．

手術手技としては通常の股関節周囲筋群解離術に加えて，長内転筋切離や薄筋腱近位切離，股関節包靱帯解離，大腿直筋腱直頭延長などの追加

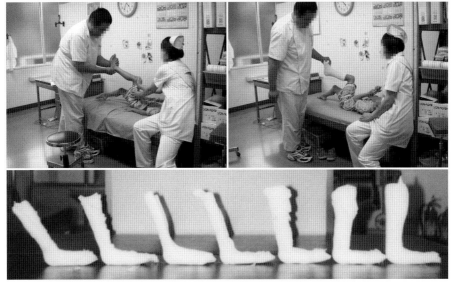

図 5. 矯正ギプス法
a：徒手矯正　　b：ギプス固定　　c：一連の矯正ギプスの経過

や，術後に開排あるいは外転ギプスを行い，その後に股関節外転装具を作成使用する．

股関節周囲筋群解離術の後療法

手術治療は基本的に屈筋・内転筋の緊張筋を解離延長して屈曲内転筋力を減弱させるもので，筋インバランスの改善にはさらに伸筋・外転筋の強化が欠かせない．そのため後療法での理学療法は非常に重要で，リハビリテーション室での機能療法だけでなく，病棟でのプローンボードやスタンディングフレームなどの立位訓練を加えて単純な筋力強化のための時間も確保する（図4）．

手術までの期間に屈筋代償パターンが強くなっていることもあるので，術後のリハビリテーション期間は長いほうが理想であるが，近年は医療保険的にも家庭的にも長期入院を望まない傾向にある．かつての(旧)肢体不自由児入所施設では1年ほどを後療法を含む集中リハビリテーション入院としたが，幼児学童の長期入院では病室以外の共有スペースの確保，保育士などの配置，学校，院内保育，週末の外泊，家族の理解などハード，ソフト両面での配慮が必要であった．今後，このような治療体系を維持できるかどうか全国的には不明で，少子化の影響もあり，地域により大きく異なるものになると危惧される．私見ではあるが，後療法の期間をまず2か月程度設定し，入院後の経過を保護者に評価してもらい，可能なら6か月ほど延長するのが現実的な方法と考えている．

尖足治療

尖足は脳性麻痺児において高頻度に認められる進行性の症候で，幼児期には単に尖足痙縮のみを示すが，骨成長に伴って相対的に筋短縮症としての病態が加わり，やがて尖足拘縮として完成する．荷重により踵が接地するなら日常歩行で自然なストレッチ効果が得られるが，そのような軽症例であってもアキレス腱ストレッチは予防として必要である．幼児では毎日の入浴後に伏臥位で足関節を可及的背屈位までストレッチし，30秒間保持を3回繰り返すように指導しているが，これは関節包の拘縮による急激な進行を予防するためでもある．著明な尖足拘縮を呈する場合，矯正ギプス法を行う．これは徒手矯正と可及的背屈位でのソフトキャスト（3M製）による下腿ギプスを逐次行うもので，2回施行2週間が基本であるが，重症度に応じて追加していく（図5）．本法が必要な例は進行性が強いのでAFO（短下肢装具）の適応であり，歩行時に荷重によるストレッチ効果を確保する[6]．尖足進行性は骨成長完了まで持続するが，手術を行ったとしても同様で，複数回の手術

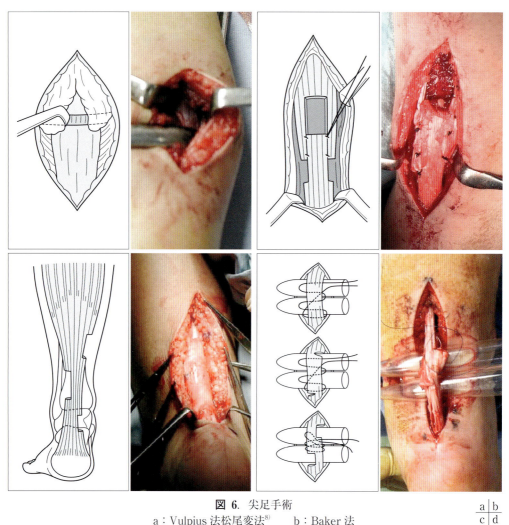

図 6. 尖足手術
a：Vulpius 法松尾変法[8]　b：Baker 法
c：Hoke 法　d：スライディング延長

a	b
c	d

を避けるためにはできるだけ矯正ギプス法を繰り返し，可能であれば中学生になるまでは保存的に治療したい[7]．

尖足手術(下腿三頭筋腱延長術)

下腿三頭筋はヒラメ筋と腓腹筋の内側頭と外側頭から成り，一関節筋のヒラメ筋は随意運動性と荷重支持性が高く，二関節筋の腓腹筋は跳躍筋だが痙縮を伴いやすいとされる．したがって理論的には痙縮筋の腓腹筋のみの解離延長が基本だが，腓腹筋とヒラメ筋の分離が不完全な例や筋腱移行部での線維性癒合を示す例もあり，実際には下腿三頭筋としての延長となる場合もある．また，術式の検討要素は延長量と矯正効果の点からも行われ(図 6)，アキレス腱延長(Hoke 法，スライディング延長)は足関節と同じ高位のため延長量と尖足矯正効果がほぼ一致して矯正力が高いが，腱組織のみの延長のため術後過延長のリスクがある．一方，腓腹筋筋膜延長(Baumann 法，Strayer 法，Vulpius 法松尾変法[8])は足関節よりかなり近位に離れてしまうため，矯正効果はあまり得られないものの筋力低下がほとんどない点で痙縮の軽減のみをはかる術式といえる．中間的な位置づけの腓腹筋腱延長(Baker 法)は筋腱移行部のため延長量に対しての矯正効果は若干低下するものの，足関節に対して間接的な挙動を示すため，縫合部の解離のリスクも少なく安全である[9]．また，ヒラメ筋実質を残しているため血流が豊富で治癒性が高

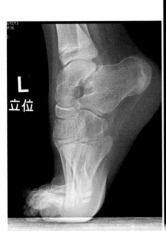
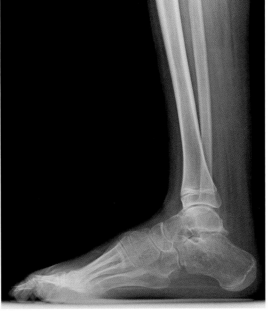

a|b 図7. Baker法の術前後
a：背屈−40°，背屈膝伸展−50°　　b：背屈+5°，背屈膝伸展0°

いので，術後は短下肢ギプスでも管理が可能である．Baker法の後療法は6週間の短下肢ギプスで荷重を許可し，足関節固定AFOを4か月使用する（図7）．

その他の整形外科手術

その他の機能的な手術には片麻痺への上肢屈曲回内変形への手術があり，上腕二頭筋，上腕筋，腕頭筋，円回内筋，橈側手根屈筋，尺側手根屈筋，深指屈筋，浅指屈筋，長母指屈筋，方形回内筋，母指内転筋，短母指屈筋などを選択的に解離延長する．

股関節脱臼・亜脱臼の手術は前述の股関節周囲筋群解離術が基本になるが，学童以降は骨性の手術が必要となることが多く大腿骨内反骨切り術，骨盤骨切り術などが行われる．

足部変形は尖足を背景に荷重による代償性外反足が生じることが多く，長期化で骨性の変形を伴うようになり，治療には足外側柱延長術が行われる．

側弯症は重症になると肺容積の減少と胸郭可動性低下による換気不全，椎体による圧迫性気管枝狭窄などをもたらすため手術治療が望ましいが，対応可能な施設が全国的に少なく治療機会は限られている．

文　献

1) Barber L, et al：Medial gastrocnemius muscle volume and fascicle length in children aged 2 to 5 years with cerebral palsy. *Dev Med Child Neurol*, **53**：543-548, 2011.

2) Horstmann HM, Bleck EE：Goals, treatment and management. Orthopaedic management in cerebral palsy. 2nd edn, pp.120-197, Mac Keith Press, 2007.
   Summary 脳性麻痺の整形外科治療全般に書かれた世界中で最も信頼されている教科書．

3) Matsuo T：Lower extremity. Cerebral palsy Spasticity-control and orthopaedics, pp.220-322, Soufusha, 2002.
   Summary 日本の脳性麻痺の整形外科治療のスタンダードであるOSSCSの解説書．

4) Wynter M, et al：Australian hip surveillance guidelines for children with cerebral palsy 2014. 〔https://www.ausacpdm.org.au/resources/australian-hip-surveillance-guidelines/〕

5) Wynter M, et al：Australian hip surveillance guidelines for children with cerebral palsy：five year review. *Dev Med Child Neurol*, **57**：808-

820, 2015.

6）Choi H, et al：Gastrocnemius operating length with ankle foot orthoses in cerebral palsy. *Prosthet Orthot Int*, **41**：274-285, 2017.

7）佐伯　満ほか：脳性麻痺の筋骨格系障害へのアプローチ．日本リハビリテーション医学会編，脳性麻痺リハビリテーションガイドライン，pp.81-95，医学書院，2009.
Summary　脳性麻痺のエビデンスで有効性の明確な治療方法はあまりないが尖足治療に関しては

根拠が示された．

8）松尾　隆：足部変形．脳性麻痺と整形外科，pp.102-123，南江堂，1991.
Summary　日本の脳性麻痺の整形外科治療のスタンダードである OSSCS の解説書．

9）Galli M, et al：Long-term evaluation of isolated gastrocnemius fascia lengthening in children with cerebral palsy using gait analysis. *J Pediatr Orthop B*, **18**：228-233, 2009.

特集／脳性麻痺のリハビリテーション
—障害のある子どもとその家族を支える—

脳性麻痺のリハビリテーション治療

土岐めぐみ*

Abstract 脳性麻痺の症状は，脳に由来する「運動と姿勢の異常」が中心であるが，その他の関連する併存疾患，臨床的あるいは発達の多くの問題が存在することを認識しなければいけない．「運動と姿勢の異常」に対応する際の注意点を概説する．重度の脳性麻痺の子どもに対しては，生後直後より姿勢の管理が必要である．Postural management（姿勢ケア）という考え方があり，子どもそれぞれに最適な活動や参加を引き出すことが目的である．姿勢ケアのために，補装具や薬物療法，運動療法，手術療法などを選択していく．脳性麻痺は治療可能ではなく，一生にわたって，症状が生活の質や参加の場面に影響を及ぼしており，その時期に応じた対応が必要である．ライフステージに応じた切れ目のない支援（縦の連携）と，保健，医療，福祉，保育，教育，就労支援などとも連携した地域支援体制（横の連携）の確立が必要といわれる．子どもたちだけではなく家族も支援の対象であり，同時にチームの一員であるべきだ．

Key words 姿勢ケア(postural management)，人生を通じた対応(lifelong management)，家族支援(family centered care)

はじめに

脳性麻痺の定義は，1968年に厚生省脳性麻痺研究班会議で定められた定義や，2004年にWorkshop in Bethesda での定義が広く用いられている[1]．これらに定義されている「運動と姿勢の異常」または「運動と姿勢の発達の異常」が中心症状である．脳の非進行性病変に基づく病態であることから，脳性麻痺の運動障害には，感覚，認知，コミュニケーション，認識，行動，発作性疾患が加わるとされている．

日本では，出生後なんらかの医療が必要なハイリスク新生児の代表である早産児，低出生体重児の割合は近年，横ばい傾向を示している．2017年の全出生数に対する早期産（満37週未満）は5.7%，2,500g未満出生数割合は男8.3%，女10.6%である[2]．低出生体重児の短期予後である早期新生児死亡率は近年低下しているが，長期予後である3歳時の神経学的障害の合併の頻度は出生体重が低いほど高くなる[3]．厚生労働科学研究「重症新生児のアウトカム改善に関する多施設共同研究」班で構築された新生児ネットワーク（Neonatal Research Network；NRN）データベースでは，出生体重が1,500g未満の極低出生体重児5,283名の脳性麻痺の発症率は，8.2%(2003〜07年出生)である[3]．しかし，極低出生体重児の脳性麻痺の発生率は経年的には低下しているといわれ[4]，早期早産児の脳性麻痺の発生頻度も1980年代に一時期増加後，1990年代をピークに減少しているといわれている[5]．

脳性麻痺の症状は，重症心身障害者に相当する重度な状態と，歩行可能な軽度の状態に二極化しているという報告もある[6][7]．医療的ケアが必要な幼児・児童・生徒は毎年増加しており[8]，重症心

---

* Megumi TOKI，〒064-0944 北海道札幌市中央区円山西町2-1-1 北海道立心身障害者総合相談所，医長／札幌医科大学医学部リハビリテーション医学講座，兼任助教

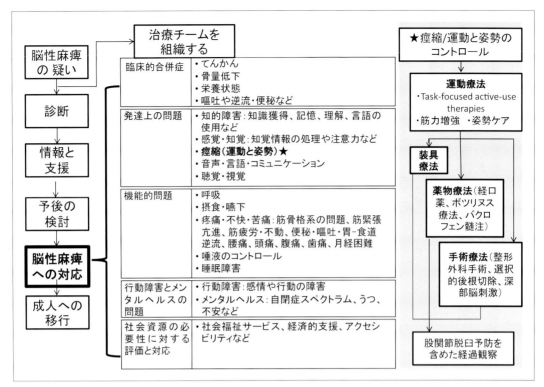

図 1. 脳性麻痺のマネジメント

（文献 12，13 の資料を改変）

表 1. 文献 14 で推奨（Green light）されている治療方法

① 筋痙縮に対するボツリヌス療法，ジアゼパム，選択的後根切除術，抗てんかん薬
② 足関節の可動域を改善し維持するためのギプス療法
③ 股関節の適合を維持するための hip surveillance
④ CI 療法，bimanual training，context-focused therapy，goal-directed/functional training，ボツリヌス療法後の OT，運動機能やセルフケア改善目的の家庭でのプログラム
⑤ 体力をつけるためのトレーニング
⑥ 骨密度改善のためのビスフォスフォネート
⑦ 褥瘡予防
⑧ 抗てんかん薬

身障害児の原因診断名として脳性麻痺は最も多く[9]，生命予後に密接な呼吸や嚥下などに関与するリハビリテーション治療の必要性が増している．一方で，歩行可能な脳性麻痺の患者でも，成人期に移動能力が低下することが指摘され[10]，進学や就職などの機会の制限につながり，患者の高齢化とともに様々な二次障害に対する新たなリハビリテーションの必要性が生じている[11]．脳性麻痺への対応は，多職種多方面からのサービスにより成り立ち，以下の2つの側面があるといわれている[12]．
① 二次的な筋骨格変形を最小限に抑え，最適な活動および参加のために運動と姿勢を最適化すること[13]．
② 脳性麻痺に関連する発達上および臨床上の併存疾患に対処するための認識および介入．図1のようなマネジメントの流れが示されている[12)13]．例えば，「感覚や知覚の問題」であれば，本人・両親・介護者に感覚情報の認知や処理の困難により，学習や運動の困難さが助長され，結果として機能や参加に影響が及ぶことを説明する．例を挙げると，奥行きの知覚の障害のために階段昇降が難しいことや，情報の処理の障害のために，日常生活の動作の手順や，物事への集中，注意などが苦手であることなどである．

脳性麻痺の本邦での総合的な治療の流れは，脳

性麻痺リハビリテーションガイドライン[1]にまとめられている．Novakらのsystematic review[14]では，15の方法が推奨され（**表1**），従前から実施されているいくつかの方法に関しては，他に代替方法があるため続けるべきではないとされている．今後もそれぞれの治療法や新しい治療に検証を重ねる必要がある．

脳性麻痺の評価

小児の評価として，全般的発達や運動・心理，ADL，活動や参加をみるために，各種評価法が使われる[1)15]．詳しくは成書を参照されたい．脳性麻痺特有の評価法で最もよく使われているのは，粗大運動能力分類システム（gross motor function classification system；GMFCS）で，国内外で広く普及し，判別的な目的で使われる．移動を中心に判別し，レベルⅠ～Ⅴまでの5段階で，Ⅴが最も重症である．上肢を中心に判別する際は，手指操作能力分類システム（manual ability classification system；MACS）が使われることが多い[1)15]．脳性麻痺の病型として，痙直型・アテトーゼ型（ジスキネジア/不随意運動）・混合型・失調型・低緊張型などに分類される．麻痺の分布から，片麻痺・両麻痺（上肢の麻痺が下肢に比べると比較的軽度）・単麻痺・対麻痺・三肢麻痺・四肢麻痺とも分類される．

リハビリテーション科であれば，小児科や療育施設から移行してきた成人脳性麻痺患者を初診でみる機会もある．出生歴や手術などの既往歴の他に，併存疾患の受療状況（小児神経，呼吸器，循環器，消化器，眼科，耳鼻科，心療内科・精神科など），教育歴，リハビリテーションの受療歴，所持している補装具の使用状況，障害者手帳や療育手帳の種類や内容，他施設での評価や検査結果，通所や就労などの1週間の生活状況，家族構成や介護者の状況，住環境，サービス利用状況などを聴取する．

定期的な通院がされていないと，いわゆる健康診断などを受ける機会もなく過ごされていること

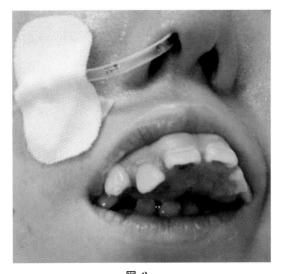

図 2．
歯肉増生，歯列叢生，開咬，粘膜の乾燥などがみられる

も多い．X線写真では，脊椎・股関節・足部の評価をすることが多い．片麻痺であれば，脚長測定を行う．栄養状態，骨密度，呼吸機能，口腔・嚥下評価（**図2**）なども必要に応じて追加する．

運動と姿勢に関する人生を通じた対応 lifelong management

NICUからの早産児を中心としたリハビリテーションの早期治療が，国内でも広まっている[16]．当院では，入院中にハイリスクと判断した児に関しては，退院後も小児科とともに経過を観察している[17]．NICU在室中は，ポジショニングや呼吸理学療法などが主であるが，退院にむけて親子関係の構築や在宅生活の準備を手伝っていく．GMFCSレベルⅣ・Ⅴのような，運動の制限が重度の子どもたちは，重力の影響を受けやすいため，出生直後から姿勢管理を意識しなければいけない．仰臥位が多いと，頭部が向き癖に影響され変形し，胸郭は扁平化しやすく，横隔膜や肋骨も変位や変形がみられる．側臥位が多いと前後に長い頭部で，胸郭の前後径が長く変形する（**図3**）．頭や胸郭の変形があると，座位時にバランスがとりにくく，脊柱変形につながりやすい．本人の発達とは関係なく，早産の場合は修正月齢で，6か月からは座位姿勢，12か月からは立位姿勢も検討していく．可動域制限はもちろん，股関節や上腕

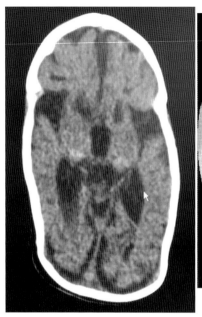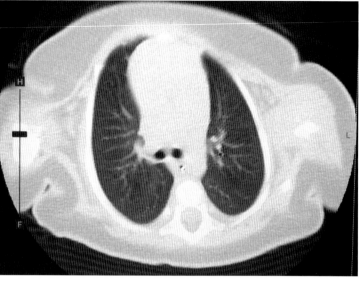

図 3.
生後まもなくより，人工呼吸器を 24 時間装着しており，仰臥位でいることはほとんどなかった症例．
頭部も胸郭も左右径に比べ前後径が長くなっている．

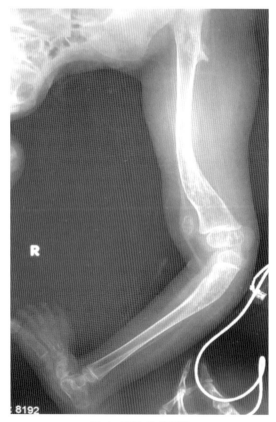

図 4. 下肢 X 線写真
下肢の変形と骨量の低下がみられる痙縮が原因であると考えられる．明らかな受傷機転が不明な大腿骨遠位骨折を繰り返し，変形治癒している症例．

骨頭の脱臼などが 2 歳未満で出現することもある．長じて，変形のために姿勢保持で苦労することが多く，なるべく早期に対応が望まれる．身体の変形は，ADL の制限に直結し，骨折のリスクが増し（図 4），痛みの原因にもなり，姿勢保持が困難になる（図 5）．通常の車椅子では対応ができなくなり，エレベーターや自動車で移動時に困難が生じ，参加の制限につながる．発達のキャッチアップが滞ってきた場合，変形の進行が予想される場合などに，装具の導入も検討する．乳幼児期は，成長も早く，必ずしも本格的な補装具が望ましいわけではない．身近にあるものを利用して，家族や担当セラピストと工夫していくと，実際に義肢装具士や業者が作成する際もイメージが湧きやすくなる．痙縮の強い子どもであれば，ボツリヌス療法や経口薬，バクロフェン髄注療法などの薬物療法も検討する．

幼児期には，親子入院や通園施設などで本格的な療育の世界に入っていく．障害のある子どもの親は，ストレスが多い[1]．医療者との付き合いそのものが，場合によってはストレスになることに注意したい．しかし，保護者が環境因子の最大の要素であり，どう子どもにかかわり，一緒に参加してもらうかが，子どもたちの将来を大きく左右

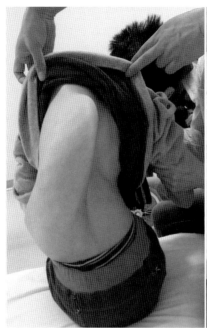
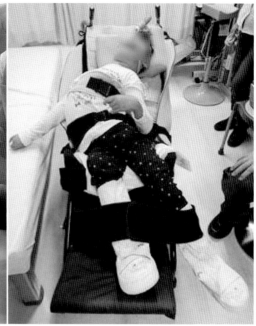

高度に変形した脊柱　　　　　　痙縮と変形で座位保持困難

図 5.

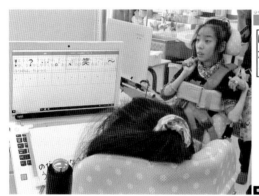

図 6．GMFCS レベル V の 13 歳，女子
　視線入力装置を使用して，ボツリヌス療法の感想を書いてくれた．年単位で熱心に家庭で文字習得に取り組んでいた．電動車椅子は，側頭部でスイッチを利用して操作している．
　座位保持に，動的脊柱装具と座位保持装置を用いると頚部のコントロールが改善した．
　写真の掲載の許可は得ている．

する．就学前は，治療方針を整理する 1 つの機会である．整形外科的な介入を考慮する最初の時期といわれており[18]，必要があれば早めに小児整形外科への紹介をしている．

　就学後は，普通学級や肢体不自由学校，支援級などの環境によって，子どもたちの運動量や参加の機会が変わることに注意したい．学校の他に，放課後デイサービス，訪問リハビリテーションなど，かかわる場所も人も変化する．学童期は人や場所，年単位の時間などがあり，じっくりと歩行器や電動車椅子の操作をしたり，食事や ADL 動作，コミュニケーションの習得など，可能なことが多い(図 6)．自治体によって体制は異なるが，北海道内の肢体不自由学校では，自立活動教諭が医療者との橋渡しをしてくれている．関係者が集まり支援会議を開き，目標設定を共有できれば，本人の成長を大きく引き出せるきっかけが作れる．

　成長期に伴い変形も大きく進む場合がある．成長や体格の変化，環境の変化で，親による介護から他人の介護の機会も増える．重度の子どもたち

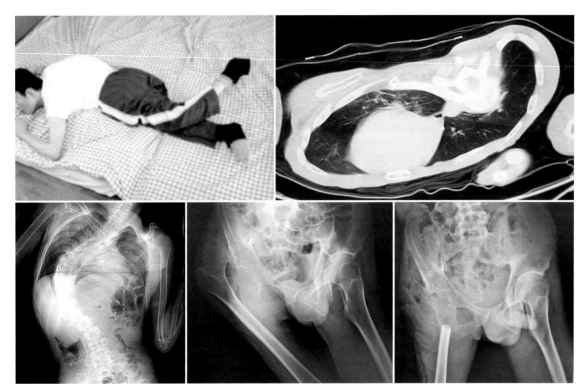

図 7. 30代．GMFCSレベルV
右股関節痛が著しく，骨頭切除術施行．
a：術前　　b：変形した胸郭．術後肺炎を発症．
c：全脊柱　　d：術前　　e：術後

は，介護をされやすい身体作りをすることで，本人の参加の機会も確保される．短時間でも立位が可能であれば，移乗が容易になるため，立位保持は目標の1つである．小児の移乗は，幼児からの延長で「抱っこ」をして移乗する親や介護者が多い．普段から立位をとる習慣や，自分で身の回りの動作をすることを促すような周囲の働きかけがあるかどうかで，獲得できる機能も失う機能もあり，繰り返し説明をする必要がある．

18歳で，障害児から障害者へ移行することに伴い，法律上も一部サービス内容などに変化がある．進学・就労・通所など，それぞれの進路を選択し，卒業とともに独居を始める子どももいる．どのような生活を組み立て，医療とどのように付き合っていくか，再び見直す機会である．

成人後は，二次障害の影響が徐々に出現し，生活の形態を変えざるを得ないことがある．装具の見直しや，新たな薬物療法，運動療法の変更や再開，手術療法などを検討する（図7）．

介護している親の事情や，介護を受けて独居生活を送っていても，様々な理由で施設入所を選択することがある．幼児期から入所されている子どももいれば，本人が60代，親が90代まで在宅で過ごし，親子一緒に入所された家族もいる．50代で自宅からグループホームに入所されたが，なかなかなじむまで時間がかかるという話も聞く．

運動と姿勢の異常への対応

筋緊張の異常をコントロールし，変形を予防し，最大限の運動能力獲得と参加を妨げない健やかな身体づくりが我々の重要な課題の1つである．筋緊張が高い場合，疼痛，筋の短縮，関節の拘縮や脱臼，大腿骨や下腿骨などの変形，外反偏平足などの足部変形の原因となる．筋緊張が低いと姿勢の保持が困難であり，頸部が安定せず，座位保持も困難となる．筋緊張だけが原因ではないが，胸郭や頭部，顎関節の変形などもみられる．全身の筋緊張が全体に低い患児であっても，わずかな部分的な筋肉の緊張の差があると，変形が進む原因となる．Postural management という考え

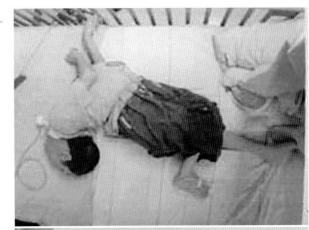

図 8.
9歳から年に1～2回頚部と腰部にボツリヌス注射施行
当初は，筋緊張のあまり，カニューレ離脱や胃瘻からの注入が困難で仰臥位はとれなかった．現在，著しい変形はない．
　a：9歳
　b：17歳

方があり，2006年にconsensus statementが出された[19]．すべての子に相応しい姿勢管理のプログラムを勧めるが，それぞれの姿勢および機能に影響を及ぼすすべての活動や治療を含む取り組みであり，子どもが最大限の能力を発揮し，子どもの参加を妨げないことが目標である．いわゆるpositioningといわれる車椅子や座位保持装置などの狭義の姿勢調整だけではなく，夜間や立位のサポートはもちろん，装具や手術，セラピー，ボツリヌス療法（図8）などすべてを含む．GMFCSレベルⅣとⅤの子どもたちは，生後すぐの臥位姿勢から，24時間姿勢コントロールを始めるべきであるといわれる．しかし，エビデンスは不十分であり，今後も十分な検討が必要である．

股関節脱臼・亜脱臼の予防

　幼児期から注意しなければいけないのは，股関節脱臼である．股関節脱臼の頻度は，GMFCSと直接関連し，レベルⅠでは非常にリスクは低く，レベルⅤでは，68～90％発症するといわれる[1]．オーストラリアやヨーロッパなどでは，ガイドラインが作成され[20]，脳性麻痺の子どもにX線検査および臨床評価を行うよう推奨しており，12～24か月の間に最初の評価を勧めている．股関節亜脱臼は初期には症状はわかりにくく，X線検査でしか発見できない．股関節脱臼は痛みの原因となり，股関節の可動域制限をきたし，陰部のケアが困難になり，歩行可能な場合は痛みのほかに脚長差も問題となる．歩行不能の患児でも，股関節の屈曲制限や骨盤の傾斜により姿勢保持の困難さを深め，長じてベッド上の時間が増える要因となり，呼吸器疾患の罹患頻度にも影響を及ぼすと予想される．整形外科の手術療法以外の治療または進行予防法は，確立していない[1]．しかし，手術を受けられない事情や受ける決断ができない間も，脱臼の程度が進行していくことが多いため，筆者はボツリヌス療法と装具を組み合わせて治療を行っている．十分な姿勢ケアが可能なケースだけ，症状の進行抑制が期待できる（図9）．

脊柱変形への対応

　特発性側弯症と違い，症候性側弯である脳性麻痺の子どもたちの脊柱変形は，成長の終了後も進行する場合がある．脊柱変形に対する治療方法

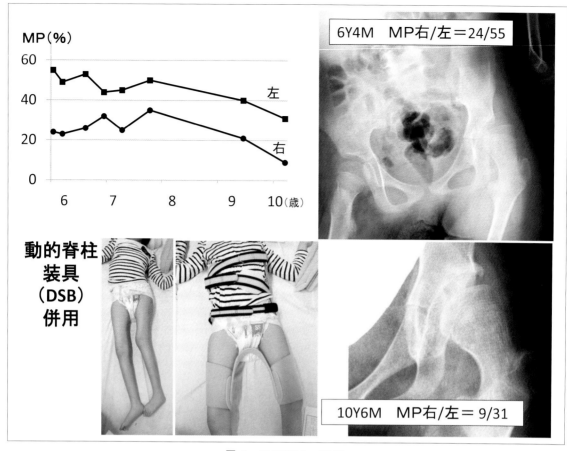

図 9. GMFCS レベル V
6歳からボツリヌス療法, 7歳から装着が簡便で弾性のある素材で作った軟性の股関節装具を作成し, 併用している. 股関節の MP(migration percentage)は改善している.

は,明確ではない[21]. 近年,動的脊柱装具[22]を筆者も多用している. 脊柱変形の改善(図10)のみならず,筋緊張低下の患児の体幹保持目的で使用し(図11), 症例ごとには良い結果が出せている.

家族支援

2012年の児童福祉法改正で障害児支援の強化がはかられている. 具体的には, 障害児施設体系の再編や放課後等デイサービスなどが創設された. 2014年7月に厚生労働省から, 「障害児支援の在り方に関する検討会報告書」が出されている. その中で, 今後の障害児支援の在り方の基本理念として, 「地域社会への参加・包容(インクルージョン)の推進と合理的配慮」, 「障害児の地域社会への参加・包容を子育て支援において推進するための後方支援としての専門的役割の発揮」, 「障害児本人の最善の利益の保障」, 「家族支援の重視」が挙げられている. また, この基本理念を進める体制として, ライフステージに応じた切れ目のない支援(縦の連携)と, 保健, 医療, 福祉, 保育, 教育, 就労支援などとも連携した地域支援体制(横の連携)の確立がとりあげられている.

Family-centered care/services/approach という言葉で表される, 家族を中心とした小児医療・看護・リハビリテーションの重要性が広く認識されるようになってきた[1]. 子どもの障害の程度から医療方針を決めるのではなく, 家族による意思決定ができるよう, 家族と医療者が対等な立場で協力し合うことなどが含まれる. しかし, 実際には様々な制約でまだ十分とはいえない状態ではないだろうか. 家族を中心とした医療に関する評価方法としては, The Measure of Processes of

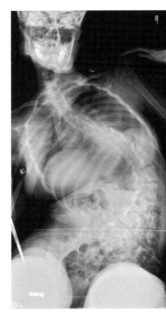
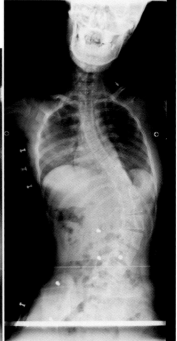

図 10.
GMFCS レベルⅤ, 15歳, 女子
　a：装具なし, コブ角 116°
　b：動的脊柱装具装着, コブ角 69°

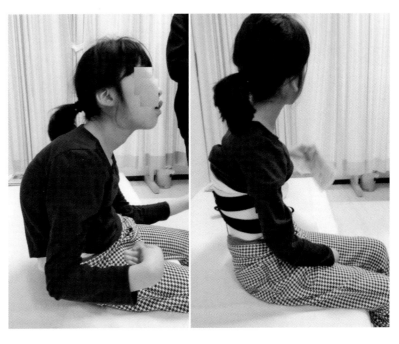

図 11.
GMFCS レベルⅤ, 12歳, 女児
筋緊張の低下と, 脊柱の後弯がみられる症例. 動的脊柱装具を着用することで, 座位が安定し, 上肢動作の巧緻性が改善する. 徐々に頭部支持が安定していった.
　a：装具なし
　b：動的脊柱装具装着

Care(MPOC)があり，この質問項目が参考になる[23]．

おわりに

脳性麻痺の子どもたちへのリハビリテーションの関与は一生継続し，将来を見越しながら，そのときどきの対応をしていく．キーパーソンは，ほぼ親であるため，兄弟を含めた家族ごと幸せでなければ本人も良い環境では過ごせない．家族に寄り添い，その家族らしい人生を描く手伝いをできるチームが作れるかどうかが，ポイントであろう．

最後に，筆者自身が親への態度として諸先輩から指導されたことを参考までに紹介する．① 親へのねぎらい・感謝，② 子どもを褒めること，③ 相

手の感情を代弁する，④ 信頼と期待をこめてお願いを伝えるなどである．時間と労力，お金をかけて病院に来てくれただけで，親として十分称えられるべきであり，子どもの良いところを見つけ，「大変だろうけれど，次はこんなことをしていこうか」と声をかけられるようになることが，目標である．

文　献

1) 日本リハビリテーション医学会(監修)：脳性麻痺リハビリテーションガイドライン．第 2 版，金原出版，2014.
　Summary　エビデンスに基づいた，我が国で推奨される標準的な脳性麻痺のリハビリテーションの診療方針が提示されている．医学的観点だけではなく，ライフサイクル全般にわたる問題点を含めた包括的なリサーチクエスチョンで構成されている．
2) 厚生労働省：人口動態統計．平成 29(2017)年．
3) 河野由美：極低出生体重児の予後．小児内科，**47**(3)：316-322，2015.
4) 楠田　聡：わが国のハイリスク新生児の予後改善と今後の課題．日新生児成育医会誌，**30**(1)：13-21，2018.
5) 中井章人ほか：脳性麻痺の原因と動向 諸外国の状況．臨婦産，**67**(9)：883-889，2013.
6) 小寺澤敬子ほか：姫路市における 1983 年から 25 年間の脳性麻痺発生の推移．脳と発達，**48**(1)：14-19，2016.
7) 當山真弓ほか：沖縄県における片側性痙直型脳性麻痺児の検討．脳と発達，**49**(1)：11-14，2017.
8) 文部科学省：平成 29 年度特別支援学校等の医療的ケアに関する調査結果について．〔http://www.mext.go.jp/component/a_menu/education/micro_detail/__icsFiles/afieldfile/2018/06/26/1405741_001.pdf〕
9) 社会福祉法人全国重症心身障害児者(者)を守る会：重症心身障害児者の地域生活の実態に関する調査事業報告書．厚生労働省平成 23 年度障害者総合福祉推進事業，2012.
10) 三島令子：脳性麻痺の二次障害—実態と対応につ

いて—．*MB Med Reha*，**193**：1-7，2016.
11) 瀬下　崇：加齢の生理的変化と社会参加への影響．*MB Med Reha*，**193**：62-66，2016.
12) National Institute for Health and Care Excellence：Cerebral palsy in under 25s：assessment and management NICE guideline［NG62］．2017.
13) National Institute for Health and Care Excellence：Spasticity in under 19s：management Clinical guideline［CG145］．2012.
14) Novak I, et al：A systematic review of interventions for children with cerebral palsy：state of the evidence. *Dev Med Child Neurol*, **55**(10)：885-910, 2013.
15) 高橋秀寿，間川博之：小児リハビリテーション評価マニュアル．診断と治療社，2015.
　Summary　子どものリハビリテーションを担当する際に必要な，使用頻度の高い評価法がとりあげられている．
16) 飛田　良ほか：新生児に対するリハビリテーションスタッフによる介入の実態調査—近畿圏内のNICU における現状と課題—．理学療法学，**45**(2)：97-105，2018.
17) 小塚直樹ほか：新生児ケア　NICU 退院後の理学療法士のかかわり．周産期医，**47**(1)：99-102，2017.
18) Heinen F, et al：The updated European Consensus 2009 on the use of Botulinum toxin for children with cerebral palsy. *Eur J Paediatr Neurol*, **14**(1)：45-66, 2010.
19) Gericke T：Postural management for children with cerebral palsy：consensus statement. *Dev Med Child Neurol*, **48**(4)：244, 2006.
20) Australian Hip Surveillance Guidelines.〔https://www.ausacpdm.org.au/resources/australian-hip-surveillance-guidelines/〕
21) Cloake T, et al：The management of scoliosis in children with cerebral palsy：a review. *J Spine Surg*, **2**(4)：299-309, 2016.
22) 鈴木恒彦ほか：脊柱変形—変形進行予測と装具療法の適応と限界—．*MB Med Reha*，**193**：15-22，2016.
23) 樋室伸顕：家族を中心とした理学療法．理療ジャーナル，**51**(12)：1095-1102，2017.

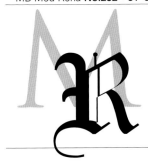

特集／脳性麻痺のリハビリテーション
―障害のある子どもとその家族を支える―

乳幼児期における脳性麻痺の理学療法

横井裕一郎[*1]　和泉裕斗[*2]

Abstract 脳性麻痺の理学療法は，子ども・家族と話し合い，協働しながら支援する形が主流になってきている．これは子どもの生活機能の向上と，様々な心理的負担を軽減することにつながる．脳性麻痺の障害像は知覚と運動の障害と定義され，さらに環境因子によって活動制限や参加制約が作られる．そのため理学療法の知覚運動機能と環境を評価して，生活機能の獲得と社会性の発達を目標とする．従来型の理学療法に加え，課題指向型理学療法，家族中心的理学療法，機能的理学療法が浸透してきた．さらに筋力強化練習の効果，6歳までが運動発達獲得する時期であるなど，多くの研究を基盤に理学療法は変わってきている．特に乳幼児期の理学療法は子どもと家族と協働して，現状，目標，デマンド，ニーズなどを確認して，多職種などとも協力しながら良い方向に支援することが大切となる．

Key words 課題指向型理学療法（task oriented physical therapy），家族中心的理学療法（family centered physical therapy），機能的理学療法（functional physical therapy）

はじめに

脳性麻痺の子どもの家族は，その障害に関する悩みと漠然とした将来に対する不安がある．子どもは成長とともに自らの障害と向き合い，悩むことであろう．一方で理学療法士は，子どもの潜在能力を引き出し，健やかな発達を支援する．しかしそれは理学療法士にとって苦慮することであり，子どもや親とのかかわりの中での様々な声や意見，子どもが成長する中で気づく様々な障害を目の当たりにして，反省や自責の念が出てくる．

このような中，脳性麻痺の理学療法は，子ども・家族と話し合い，協働しながら支援する形が主流となっている．これは子どもの生活機能の向上と，様々な心理的負担の軽減につながる．以上のことを踏まえて，近年の脳性麻痺の理学療法についての変遷と現状，乳幼児期の支援例を報告する．

脳性麻痺の障害の捉え方と理学療法思考の変遷

2004年のBethesdaのワークショップにて，「脳性麻痺の運動障害には感覚，認知などの障害が付け加わる」と定義[1]され，脳性麻痺は知覚と運動の障害であることを明確にした．さらに環境因子の影響によって活動制限や参加制約が作られ，障害像は多様となる．したがって理学療法は知覚運動機能と環境を的確に評価して，生活機能と社会性の発達を向上させるという考え方になっている．

脳性麻痺の理学療法は従来，「入院・入所型理学療法」であった．母子入院や諸事情による肢体不自由児施設への長期入所，理学療法士不足による外来回数の少なさが原因である．近年は障害者自立支援法の施行，児童発達支援事業，訪問リハビ

[*1] Yuichiro YOKOI, 〒061-1449 北海道恵庭市黄金中央5-196-1　北海道文教大学人間科学部理学療法学科，教授
[*2] Hiroto IZUMI, 北海道立子ども総合医療療育センターリハビリテーション課，理学療法士

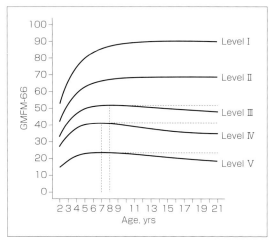

図1. GMFCSごとのGMFMと年齢の曲線
（文献9より引用）

リテーションの増加，特別支援教育の開始などによって，家庭生活に近い「地域生活基盤型理学療法」となっている．

脳性麻痺の理学療法

近年の脳性麻痺の理学療法は，国際生活機能分類（International classification of Functioning, disability and Health；ICF）の理念により，生活機能の獲得を目標としている．これは「機能障害中心理学療法」へのアンチテーゼといえる．理学療法方針は子どもの年齢，環境，運動発達状態，麻痺の部位，筋緊張，変形・拘縮，デマンドなどを評価し，多くの問題や課題を統合し，子どもや家族と一緒に考えて決定される．この思考過程には，研究のエビデンス，経験，各施設の「スタンダード」，社会資源などが加わる．最終的には子どもと家族がその主体であり，生活の質の向上を目標とする．

現在，日本ではバランス練習などの一般的な理学療法，Novakらのシステマティックレビュー[2]で行わないほうが良いと報告されたボバースアプローチやボイタ法，さらに以下の理学療法の考え方や方法論の利点を複合して行っている．なお各方法論などの詳細は専門書を参考されたい．

1．課題指向型理学療法

課題指向型理学療法は，課題に対する問題解決を優先として障害を捉えて進めていく．つまり今必要とされる日常における機能的な能力の改善や運動機能の獲得を目標とすることが方針となる．したがって現実的な環境条件下で具体的な課題に対する処理能力を高めることが重要である[3]．

2．家族中心型理学療法

長年，治療方針などの意志決定は医療者側の比重が圧倒的に大きかった．家族中心型理学療法は，意思決定の主体が本人を含む家族にあることを意味している[4]．理学療法士が的確にいくつかの条件，選択肢を提示した中で家族と子どもが選択するものである．理学療法士の経験則だけではなく，研究結果に基づいた予後予測，目標設定などを子どもや家族と話し合い，方針を確認して進めていくものである．

3．機能的理学療法[5)6)]

子どもが日常生活で経験する具体的な運動技能に関する問題点の解決に焦点を当てた治療プログラムのことである．目標と目標の評価・検討は，これらの問題点と直接的に関連があるものにすべきであるとしている．この臨床推論では日常生活に必要で子どもが自発的に遂行する実用的な機能的動作の目標設定が重要である．機能的評価を進めて制限因子を見極めて理学療法の手段と方法を駆使して実行する．

4．筋力強化練習

かつて脳性麻痺の筋力強化は脊髄の運動神経細胞の興奮性を高め，痙縮を強化するとされていた．2000年前後から脳性麻痺に下肢筋への筋力強化を行い，粗大運動改善の効果が報告されている[7)8)]．ただし，日本での筋力強化練習の導入はなかなか難しい．長年のボバースアプローチの普及，中等度〜重症な児へ筋力強化方法や運動学習要素の課題がある．これらを配慮すると粗大運動の繰り返しの中での筋力強化練習が望ましい．

5．子どもの年齢による理学療法の考え方

脳性麻痺のgross motor function measure（GMFM）の年齢曲線[9]を考察すると，6歳までに可能な粗大運動が獲得され，それ以降の新たな獲得は期待できない（図1）．またgross motor function classification system (GMFCS)のレベルⅢ〜Ⅴの子どもは，運動機能の低下が示された．多くの発達が期待される乳児期・幼児期にかかわる理学療法士は，子どもにかかわる人たちと協力し，発達課題を明確にして，環境設定も含めて支援する重要な役割である．

乳児期は，子育ての中で運動発達の順序に沿った運動発達および総合的な発達の獲得を目標とする．幼児期は幼稚園などの社会参加が増加するため，関節可動域を維持しつつ，活動量の増加と，日常生活動作と遊びの中での運動機能の獲得を目標とする．学齢期以降は，社会参加を支援するために，移動手段および運動機能の獲得・維持を目標とする．変形・拘縮を予防しながら，身体の自己管理を学ぶ時期である．

子どもと家族を支援する理学療法

ICF の生活機能モデルを子ども向けに改良したF-word によるモデル[10]（**図2**）にて障害特徴をまとめて，短期の親子入院での理学療法支援を紹介する．

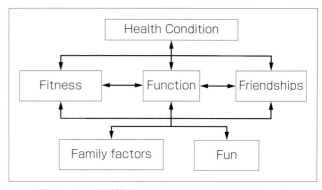

図2．国際生活機能分類を子ども用にした F-word
（文献10より引用）

1．乳児期：機嫌が悪く，反り返りの強い子どもへの支援

1）基本情報

Aちゃん：女児，0歳7か月，在胎週数29週，出生体重1,300 g，GMFCSレベルⅤ

a）Health Condition：脳性麻痺混合型四肢麻痺

b）Fitness：

追視・注視可能．

視覚探索，機嫌の悪さにより全身的に右後方へ反り返る（**図3-a**）

迷路性の感覚刺激を好む

体幹右側方の表在感覚情報が知覚しやすく落ち

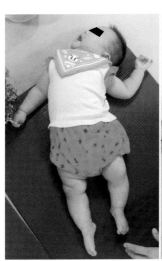 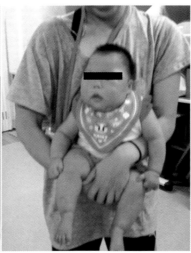 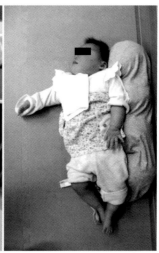

a | b | c

図3．
a：床上での右向き ATNR 様の反り返り姿勢
b：反り返らずに周囲を見ながらの抱っこ
c：右半身を床面に接するように左半身にクッションを入れて落ち着いて寝ている

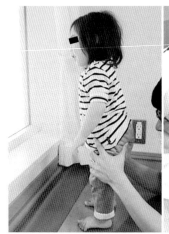
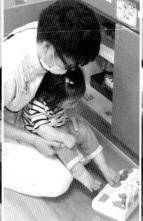
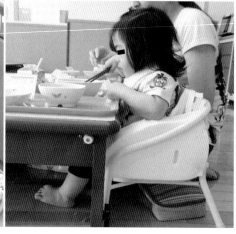

図 4.　　　　　　　　　　　　　　　　　　　　a｜b｜c
a：子どもが遊んでいる場面をみながら踵接地した立位練習
b：下肢のボディーイメージの発達を支援
c：ウレタンで調整した椅子での食事姿勢

着く
　c）Function：
　床臥位では落ち着かず，抱っこが多い
　座位保持困難
　肘支持で頭部の挙上が可能(反り返りがあるが)
　d）Friendships
　e）Family factors：両親，双子の姉との4人家族
　f）Fun：母が好き．機嫌の良いときには母や周囲の声に笑顔となる
　2）家族のデマンド
　ベビーラックやカーシートに座るようになってほしい．床上でも寝て欲しい．
　3）理学療法支援
　機嫌が悪く，日中の抱っこの時間が非常に長いため，母の負担が大きい．抱っこ方法と遊びを中心に，家族と現状と目標の確認を行い，家族構成，生活状況を考慮して実現可能な支援を行った．
① 反り返りが落ち着く左右対称的な抱き方とベビーラックの使用を想定した周囲を見る経験ができる抱っこ移動(図3-b)と遊びを支援した．
② 運動発達支援と筋のストレッチとして着替えの際に股関節をゆっくりと屈曲して，骨盤を後傾し腹筋群の活動性を高めるようにした．また服の袖に四肢を通す際に，四肢が屈曲した状態からゆっくりと布に皮膚を滑らせて，自分の腕や脚への身体イメージを高めるように筋をストレッチした．
③ 床上臥位では，右半側臥位から軽い圧情報を与えて，少しずつ右側の背中，左側の背中へと重心移動を行い，正中位指向を構築するように体幹左側への感覚情報を提供した(図3-c)．
④ 椅子座位のポジショニングは反り返ってもクッションの反発を利用して左右対称姿勢に戻るように設定した．
　4）まとめ
　反り返りの減少と機嫌の良い時間が多くなり，床や椅子にて入眠が可能となった．周囲を見渡すこと，手で物を触ることが多くなった．
　2．幼児期：尖足立位で座位が長時間できない子どもへの支援
　1）基本情報
　Bちゃん：女児，1歳9か月，在胎週数30週，出生体重1,600 g，GMFCSレベルⅢ
　a）Health Condition：脳性麻痺痙直型両麻痺
　b）Fitness：
　体幹は軽度低緊張，下肢屈筋群の筋緊張亢進と抗重力伸展が不十分
　斜視のため眼鏡を使用
　c）Function：
　割座，四つ這い交互移動可能
　尖足でのつかまり立ちは可能だが軽介助が必要

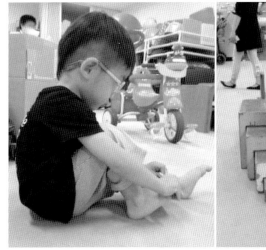
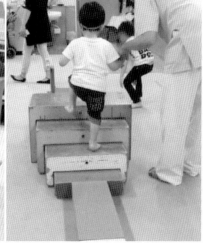

図 5.
a：座位姿勢を保持して視覚確認しながら靴下を履く練習
b：階段昇降や幅の狭い台上にて遊びながらの応用歩行練習

食事座位は左側へ姿勢が崩れる

d）Friendships：双子の姉と遊びたい

e）Family factors：両親，双子の姉との4人家族，母は専業主婦，父は帰宅が遅い

f）Fun：

人見知りが強い

指差しで母に行きたい方向を伝える

2）家族のデマンド

椅子座位と足底接地できること，その援助方法を知りたい．

3）理学療法支援

家族と話し合い，立位や椅子座位を遊びと食事場面で支援した．

① 遊びながらの踵接地したつかまり立ち（図4-a），しゃがみ込みと立ち上がりで足底全体が接地する感覚入力と抗重力伸展筋力の強化を行った．

② 着替えや抱っこでの下肢のストレッチ，多様性のある足部の動きと足での玩具遊び（図4-b）など，目と四肢の協調性発達と多様な座位を学習した．

③ 食事用椅子にバスマットにて骨盤周囲の調整を行った（図4-c）．食事中の体幹の動きに伴う下肢の筋緊張が軽減され，左側への体幹の崩れが消失した．

4）まとめ

遊びと生活の中の理学療法は，Bちゃんの受け入れが良好で，母も無理なく実施できた．踵接地した立位が安定して，姉と立位で遊ぶようになった．

3．幼児期：着替えと階段昇降が苦手で視覚認知機能に課題がある子どもへの支援

1）基本情報

Cくん：男児，3歳9か月，在胎週数25週，出生体重950g，GMFCSレベルⅡ

a）Health Condition：脳性麻痺痙直型両麻痺，脳室周囲白質軟化症

b）Fitness：

体幹低緊張，腓腹筋の筋緊張亢進

膝伸展位での足関節背屈運動が制限され尖足歩行（右＜左）

・視覚認知機能の問題

c）Function：

独歩獲得は2歳10か月

歩容は体幹低緊張による腰椎の過前弯，jump gaitで静止や階段が苦手

一人での着替えが困難

d）Friendships：保育園に通園中

階段を利用した移動や着替えで友達についていけない

e）Family factors：両親と兄の4人家族

f）Fun：身体を動かす遊びが好き，チャレンジする気持ちがある

2）家族のデマンド

着替えと段差昇降ができるようになって欲しい.

3）理学療法支援

両親と現状を確認して，遊びの中での工夫ポイント，バランスの向上と筋力強化について，自宅環境を考慮した実現可能な支援をした．また運動を繰り返して，下肢の知覚運動経験を多くした.

① 着替え（ズボン，靴下）と靴を履くために，座位で左右の坐骨へ体重移動して，靴下を履く動作で下肢を抱えながら体幹の活動性を高めつつ足関節背屈運動を練習した（**図 5-a**）.

② サーキット遊びの中に階段昇降などの応用歩行練習をした（**図 5-b**）．生活場面での階段昇降，布団上での歩行や玩具を片付けずに障害物として利用する歩行練習，ジャングルジムや風船バレーで下肢筋力増強，バランス，知覚運動経験を支援した.

4）まとめ

衣服の着脱，手すりを使用して保育園と同じ 9 cm の段差の階段昇降が可能となった.

おわりに

乳幼児期の子どもは，理学療法中に泣くこと，いうことを聞かないことが多い．それは彼らの主張であり，それが「生きる力」となることもある．我々は理学療法的な眼差しで子どもをみるだけではなく，将来ある子どもとして，一人ひとりを尊重してみると，子どもが生きるために必要なことがみえてくる．「子ども個人と家族を尊重する」,

それが平成時代の脳性麻痺の理学療法である.

文 献

1) Rosenbaum P, et al：Proposed definition and classification of cerebral palsy April 2005. *Dev Med Child Neurol*, **47**：571-576, 2005.

2) Novak I, et al：A systematic review of interventions for children with cerebral palsy：state of the evidence. *Dev Med Child Neurol*, **55**(10)：885-910, 2013.

3) 山川友康, 南 哲：脳性麻痺の理学療法の変遷と展開. PT ジャーナル, **45**(6)：455-463, 2011.

4) 樋室伸顕：家族を中心とした理学療法. PT ジャーナル, **51**(12)：1095-1102, 2017.

5) Ketelaar M：脳性まひ児と両親のための機能的治療アプローチ. 今川忠男（監訳），三輪書店, 130-135, 2004.

6) 今川忠男：脳性まひの理学療法介入におけるクリニカルリーズニング. PT ジャーナル, **43**(2)：125-132, 2009.

7) Damiano DL, Abel MF：Functional outcomes of strength training in spastic cerebral palsy. *Arch Phys Med Rehabil*, **79**(2)：119-125, 1998.

8) Dodd KJ, et al：A systematic review of the effectiveness of strength-training programs for people with cerebral palsy. *Arch Phys Med Rehabil*, **83**(8)：1157-1164, 2002.

9) Hanna SE, et al：Stability and decline in gross motor function among children and youth with cerebral palsy aged 2 to 21 years. *Dev Med Child Neurol*, **51**(4)：295-302, 2009.

10) Rosembaum P, Goter JW：The 'F-words' in childhood disability：I swear this is how we should think! *Child Care Health Dev*, **38**(4)：457-463, 2012.

特集／脳性麻痺のリハビリテーション
―障害のある子どもとその家族を支える―

就学に向けた作業療法支援
―発達支援と生活支援―

米持　喬[*1]　鴨下賢一[*2]

Abstract 脳性麻痺児と家族が地域で安心して過ごすためには，その時々のライフステージを見据えて，長期的かつ予測的に支援できることが望ましい．特に就学場面の「遊び」，「学習」，「福祉用具」などは，家庭，学校，児童デイサービスなどかかわる人と空間の変化に伴い，基本的なかかわりを押さえつつ，子どもの状態や活動内容に応じた対応が求められる．多様な社会的背景によって応用力を問われる家族と支援者は，就学に向けて何を，どのように準備すれば良いのか，決まったマニュアルなどなく情報だけが溢れている中で，人づての情報を頼りに，取捨選択せざるを得ない状況である．作業療法士は子どもの「いま」すべき課題を把握するために，日常生活動作を発達の視点で分析し，子どもの機能を引き出す「発達支援」と具体的な方法を用いた「生活支援」の両側面から包括的に捉え，子どもの育ちと家族の育児を支援していく．

Key words 発達支援（developmental support），生活支援（living support），就学支援（support for entering school），感覚運動学習（sensory motor learning）

はじめに

ライフステージには様々な作業遂行課題がある．脳性麻痺児の臨床像は個別性が高く，年齢を重ねるごとに生活様式に合わせて複雑化していく．生涯，脳性麻痺のある子どもと家族が安心した生活を送るためには，その時々のライフステージを長期的に見据えて，予測的に支援する必要がある．本稿では就学に向けて支援が求められる「遊び」，「学習」，「福祉用具」について，発達支援と生活支援の観点から整理し，筆者が経験した事例を通して紹介する．

療育支援のはじまりと作業療法

療育施設で働いていると，重い障害があるにもかかわらず，とても明るい子どもと家族に出会う．筆者はこれまで基幹病院からの引き継ぎのためのケースカンファレンスに参加したことがあるが，医師からの病状説明は厳しく，希望的観測が述べられることはない中，家族は緊張した面持ちで同席している．また，出生時期の話を家族から聴くことがあるが，想像を絶する生命の危機的な状況の中で医療行為を優先せざるを得ず，子育てとしての当たり前の触れ合いができなかったことを話される．それにもかかわらず笑顔で過ごされている様子から，その後の療育の重要性が伺える．出生直後から「できないこと」を突き付けられてきた子どもと家族は，療育の場では発達を育み，「できること」を探していく作業へと意識を転換していくことになる．療育チームのなかで作業

[*1] Takashi YONEMOCHI, 〒546-0035 大阪府大阪市東住吉区山坂5-11-21　大阪発達総合療育センターリハビリテーション部，科長補佐
[*2] Kenichi KAMOSHITA, 静岡県立こども病院，専門作業療法士（福祉用具・特別支援教育）／日本発達系作業療法学会，副会長／静岡発達SIG，代表

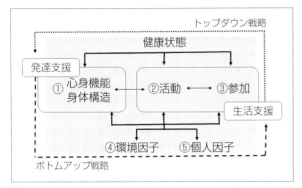

図 1. OT ガイドラインと ICF の照合

療法士は，子どもと家族の日常生活の文脈を紐解きながら，やりたいことをともに取り組むパートナーシップを築いていく[1]．

作業療法（以下，OT）ガイドラインでは，作業療法士の主な評価および治療・指導・援助項目として，① 基本的能力（心身機能・身体構造），② 応用的能力（活動），③ 社会的適応能力（参加），④ 環境資源（環境因子）の 4 つを挙げている．これらは WHO が提示している ICF（国際生活機能分類）そのものといえる（図 1）．小児領域では，① 基本的能力の向上の支援を発達支援，② 応用的能力と ③ 社会的適応能力など具体的な対応策の支援を生活支援と言い換えることができる．作業療法士は，子どもの ② 活動と ③ 参加の難しい原因を，① 心身機能と関連付けて評価し，① 心身機能への働きかけを通して，② 活動と ③ 参加の実現を目指すボトムアップ戦略と，② 活動と ③ 参加の実際場面を観察・分析して，⑤ 個人因子を尊重しつつ，④ 環境調整をはかりながら課題としている作業を遂行可能な状態にすることで結果的に，① 心身機能も高めるトップダウン戦略を並行して展開する．この，① 心身機能，② 活動，③ 参加は相互関係にあり，双方向性に作用することを ICF は示しており，② 活動と ③ 参加を通した心の発達が，① 心身機能の発達に多大な影響を及ぼすことは，作業療法士にとって重要な構図である．つまり，小児領域の OT では，何か 1 つの領域を限局的に取り出してセラピーするのではなく，医療と福祉，姿勢制御と上肢機能，安定性と運動性，中枢と末梢というように，相反しているかのようにみえても，時間と空間のなかで相互に作用し，競合しながらダイナミックに発達していくイメージを持つことが大切である．

就学に向けた準備
―遊びの支援から就学に向けた準備を整える―

「遊び」は OT の評価および治療・指導・援助項目の ② 活動に位置づけられる．子どもにとって遊びは重要な仕事（作業）である．幼少期は自身の身体を基盤にした感覚遊びから始まり，模倣遊び，受容遊び，構成遊びへと発展させていく．ADL（日常生活動作）の自立や学習に向けた準備

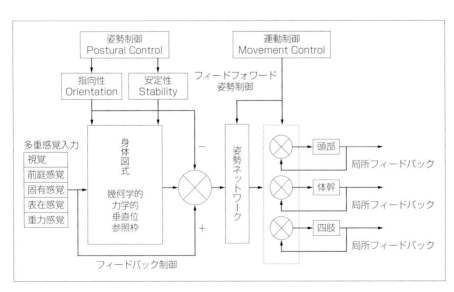

図 2. 姿勢制御と運動制御のモデル
（文献 2 より）

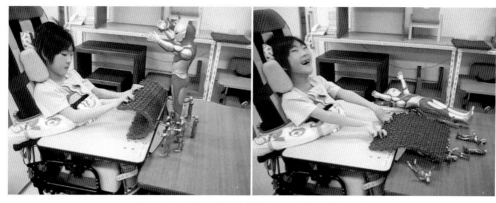

図 3. 人工芝の反力を利用して人形を倒す遊び

期間ともいえる．セラピーでは様々な感覚運動経験を通して，視覚，前庭覚，固有感覚，表在感覚，重力感覚などを統合し，姿勢制御と運動制御に必要な身体図式の発達を目指す（図2）[2]．定型発達の踏襲ではなく，二次障害を引き起こさないための効率的な運動，あるいは効率的な代償動作を提案していく．

　子どもは遊びに没頭しているときほど，潜在機能を発揮する．大人が意図しなくても，様々な感覚情報に出会い，気づき，何でもないものを玩具へと変える能力に長けているが，脳性麻痺児は遊びと出会いにくい．運動の制限により遊びと出会う機会が減少したり，感覚情報の取り込みにくさから，出会ったとしても気づかなかったりする．そのため，本来経験するはずの感覚-運動経験が未学習なままとなり，ヒトとして備えているはずの能力を発揮できず，感覚遊びに終始している場合もある．OTでは子どもが発達過程で享受する感覚-運動経験としての遊びを通して，適切な身体の使い方の学習を促す．しかし，作業療法士が発達における課題を分析し，その要素を取り入れた遊びを試みても，子どもが全く乗ってくれないということはよくある．一方で，思い付きのアイデアに子どもの興味が組み合わさり，思いもよらぬ潜在能力を発揮することもある．作業療法士は活動の成否にかかわらず分析を繰り返し，子どものニーズに合わせることができる技術を構築していくことが必要である[3]．うまく遊べない子どもたちの多くは，二次元画面のゲーム機やインターネット動画の視聴に興じ，感覚-運動経験の機会は減少傾向にある．一見，操作が簡単そうにみえるタブレットは，ボタンの凹凸がないため，体性感覚のフィードバックが得られにくい．脳性麻痺児は視覚的代償を助長したり，フィードバックを得ようと過剰な力で画面を叩いて連合反応を増強させるなど，負の運動学習を構築する場合もあり，配慮が必要である．セラピーでは，運動が難しくても，道具を工夫したり，遊びを段階づけたりしながら，多重感覚を伴った感覚運動経験を提供する．以下に，遊びの実例を示す．

[Aくん] 緊張の強い子どもは玩具やテーブルに手を押し付けて何とか自身の身体や手の動きをコントロールしようとする．しかし，子どもが操作を意図するほど，緊張状態から抜け出せなくなってしまうことがある．強い力に対して固い玩具の使用は，より反発力を生む結果にもなりかねない．運動方向を切り替える手がかりとして，弾性力のある玩具を選択することで，活動が成功しやすくなることもある（図3）．

[Bくん] 筋緊張が低い子どもでは，手の重さが作業遂行を妨げることがある．遊ぶために何とか手を持ち上げようとすることで，肩甲帯周辺が過緊張となり，頚部の過伸展を引き起こし，対象物を注視できない．このような場合，伸縮性のある素材が有効である．図4では指に輪ゴムを引っ掛けて腕の重さを免荷しながら，父親と引っ張りあって遊んでいる．

就学支援

　就学支援はOTの主な評価および治療・指導・

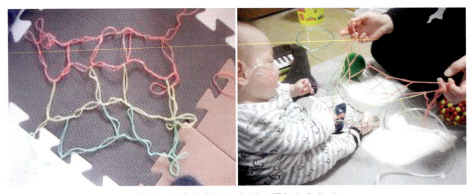

図 4. 父親と輪ゴムを引っ張りあう遊び

援助項目の③参加に位置づけられる．近年では合理的配慮に基づき，緩やかではあるが重度な脳性麻痺児が地域の学校に進学することも増えつつある．地域の学校と支援学校の選択に家族の悩みは尽きないが，地域の学校を選択される場合は，子どもの進学の目的を明確にしておくことが重要である．

1．ADL支援

学校では，食事，更衣，排泄，学習などを誰が（誰と），何を，いつ，どこで，どんな目的で，どのように取り組むのかを把握しておく．時間，空間，人間を把握する三間表や子どもの嗜好や育ちがわかるサポートブックなどを取り入れて，初めてかかわる先生でも安心して子どもと接することができる情報を集約しておく．

食事は誤嚥や窒息の危険もあり，安全性の確保が優先される．口腔機能とそれを発揮するための頸部，肩甲帯，体幹のアライメントなどは口頭での情報では伝わりにくいため，夏休みなどを利用してリハビリテーション見学に来ていただいたり，訪問支援などを活用する．

更衣は可動域の少ない子どもにとっては骨折のリスクを伴うADLである．その反面，衣服の張りを手掛かりとして，子どもの動きを引き出し，可動域の改善や身体の意識を高める活動にもなる．毎日繰り返される活動であり，学校での取り組みが子どもの生活習慣への定着に有効である．

座位保持椅子や立位台などの医療現場から提供される見慣れない器具類は，その使用の目的や方法について学校の職員にとって理解しにくいものである．ベルトひとつとっても活動の目的に応じた柔軟な調節は困難で，目的とする課題に取り組みにくく，子どもと介助者の両者にストレスになる．さらに，成長に伴ってサイズを調整することも難しく，小さくなったままの器具類を使用していることもある．作業療法士は学校での使用状況や生活様式を常に想像し，必要に応じて長期休みで調整するような配慮が必要である．二次障害を最小限に食い止めるためには，器具類の使用とともに「こまめな姿勢変換」を人の手を介して無理なく継続できるよう学校に情報提供することが重要である．

2．学習支援

学習場面においては，作業遂行を阻害している問題点が運動面，感覚面のどちらにあるのかを評価する必要がある．

1）運動的視点

「上手にすくえない」「細かく書けない」など手の巧緻性は，道具の持ち方から手の発達段階を類推していく．定型発達を振り返ってみると，回内で全指握りから始まった握り方は次第に指先を使うようになり，橈側と尺側の分離運動に伴い，静的三指握り，動的三指握りへと発達していく[4]．この握りの発達はスプーンや箸操作でも共通しており，日常生活での手の使い方全般に影響する（図5）．OTでは特定の道具操作獲得のために，やみくもに繰り返し練習するのではなく，苦手な構成要素を抽出し，子どもの興味に合わせた活動にそれらの要素を組み入れ，姿勢制御を保障しながら，手指の巧緻性・分離性を引き出し，様々な道具を扱

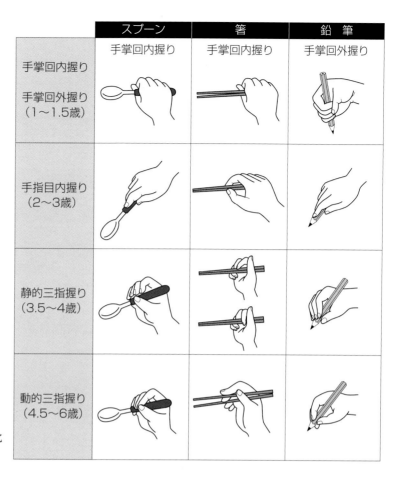

図 5.
手の発達に伴った道具の持ち方の変化

える手の機能へと汎化させる.

2）感覚的視点

早期産の子どもの多くが視知覚障害，注意障害，運動企画の難しさに起因する行動障害を合併している．しかし，その症状は理解されにくく，やる気や依存性の問題と誤解されてしまう．「やればできる」といった精神論に陥らないように難しさの原因を探り，子どもの自己肯定感を育むように支援する．

文字を書くには運動の方向性を知る必要がある．定型発達を概観すると，歩くまでの過程で，ずり這い，四つ這い，つかまり立ち，伝い歩きの段階を経て空間を探索している．前庭感覚，固有感覚，触覚を通して，空間での位置関係を学んでいく（図6）.

これらの身体感覚と視覚情報を統合しながら，脳は奥行き知覚や位置覚などの情報を整理し，次第に視覚情報だけでどのような空間関係にあるか瞬時に判断できるようになる．脳性麻痺児では，この運動経験が絶対的に不足している．あるいは，身体の動かしにくさから感覚情報が途切れたり，歪んでしまい，空間の正しい位置関係を学習しにくい．言語は流暢なのに，「算数の図形や立方体」で苦戦してしまう要因と考えている．ゲームやタブレットでは経験できない世界であり，早期から自身の身体を使った空間探索経験が必要である．就学時期には，電動車椅子などの代替手段を使ってでも空間探索を経験する機会を提供する．

福祉用具

1．導入目的の明確化

福祉用具はOTの主な評価および治療・指導・援助項目の，④環境因子に位置づけられる．生活環境を工夫しながらADLの自立を目指していく．脳性麻痺児にとって，自助具などの福祉用具は便利そうにみえるが，道具ばかりが優先されると実際の生活で活用されないことも多い．どのような道具であっても，身体のどの部位で支持している

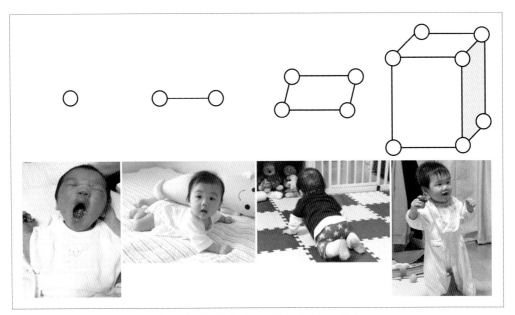

図 6. 運動機能向上に伴う探索空間の拡大

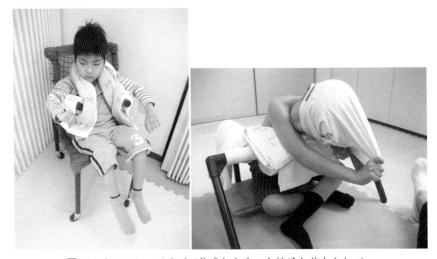

図 7. イレクターパイプで作成したネット椅子と前もたれバー

かを分析することが重要である．身体内部の安定を保障することで運動は引き出される．引き出された運動は安定へと還元し，運動はさらに賦活される．これらの相互作用の機序は定型発達の過程そのものであり，福祉用具を考える際の指標の1つになる．

筆者が道具を導入する場合，2つの目的で使い分けている．1つ目は道具自体が使いやすく，子どもが作業遂行しやすくなる，「生活支援としての道具」である．2つ目は道具自体は少し使いにくいが，子どもの運動を引き出すことを目的とした，「発達支援としての道具」である．どちらを導入するかは子どもの機能，知的能力，性格，家庭環境などによって配慮する．便利な道具だと聞きつけては子どもに適用し，導入の目的，終了の目安などを提示せず，結末が曖昧なままになってしまうことを過去に経験してきた．最後まで責任を持って道具を導入したい．

2．ユニバーサルデザインの活用

子どもの福祉用具は成長に伴いサイズが合わなくなるため，100円均一やホームセンターなどで安価で入手しやすく，試行できる物が重宝される．パイプ素材は，テーブルや椅子，前もたれバーなど使い方が非常に多岐にわたる(図7)．

最近ではユニバーサルデザインが普及し，福祉用具に限らず，使いやすい道具が増えており，便利である．両手動作が難しく玩具を抑えられない場合，100円均一のシリコンマットは滑り止めシートとして効果的である．その一方で，使いやすい道具は手の発達を阻害する危険もある．例えば，筆者の幼少期は，工作の時は水糊が一般的であった．感覚的には気持ち悪いが手をベトベトさせながらも，指にくっ付いた紙を必死に貼り付け，その処理のために洗面台で指の間のヌルヌルした感覚が取れるまで擦ったことを覚えている．手が汚れないスティック糊の普及により糊の扱いは便利になった．しかし，子ども達の指先の感覚運動経験は減ったかもしれない．多少扱いにくい道具であっても，子どもが一所懸命使うことで，手はその機能を発揮していくものである．道具を手に合わせ過ぎると手の発達は留まってしまうかもしれない．作業療法士は丁寧に活動を分析し，発達支援と生活支援の相互作用を意識した支援を展開していく必要がある．

おわりに

脳性麻痺児の家庭療育で最も大切なことは，家族が子どもの状況を把握し，主体的な子育てができることである．地域通園施設で受けてきたOTも就学を迎えると半ば強制的に回数などが激減する．不安な家族は病院や訪問でのリハビリテーションを求めることも多い．診断や年齢で区切るような均一のサービスではなく，本当に困ったとき，必要なときにOTを提供できる支援体制と人材の育成が課題である．

文 献

1) 黒澤淳二：重症心身障害児施設を利用した在宅移行支援. *Neonatal Care*, **31**(1)：75-78, 2004.
   Summary 病院から在宅へ移行する過程で家族が経験する出来事やそれに対する配慮点が具体的に紹介されている.

2) Massion J：Postural control system. Curr Opin Neurobiol, **4**(6)：877-887, 1994.
   Summary 姿勢制御と運動制御を関連付けてわかりやすく解説されている.

3) 岸本光夫：活動分析とその適応. OTジャーナル, **38**(11)：1074-1080, 2018.
   Summary 脳性麻痺児の活動を発達の視点で分析し, 脳性麻痺児の特徴と治療への活かし方が紹介されている.

4) 鴨下賢一：発達が気になる子への生活動作の教え方. 中央法規出版, 2013.
   Summary 様々な日常生活動作の教え方について, 考えられる要因別に具体的に紹介されている.

Monthly Book Medical Rehabilitation 増刊号 No.163

もう悩まない！
100症例から学ぶ
リハビリテーション評価のコツ

大好評発売中

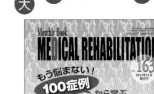
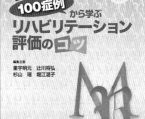

編集企画／里宇明元・辻川将弘・杉山　瑤・堀江温子

リハ臨床において重要な位置を占める評価．
膨大な評価項目の中からどの評価を，どの時点で，どのように活用するのか，少ない診療時間の中で，優先度をどこに置き，どのように予後予測やリハ処方に結び付けていくのか，悩むところではないでしょうか．
本書では，実際の診療の流れに沿って，症例ごとに優先度がどこにあるのかが押さえられます．評価の流れをマスターしたい初学者のみならず，セラピスト，連携する他科の先生方などにも是非とも読んで頂きたい1冊です！

MB Med Reha No. 163
2013年11月号
B5判　454頁
定価：4,900円＋税

Contents

＜総　論＞
評価のポイント／診察のポイント／処方のポイント／ADL・IADLの評価／QOLの評価

＜各　論＞
Ⅰ．脳血管障害：急性期（軽度例）／急性期（重度例）／回復期（ゴールが歩行レベル）／回復期（ゴールが車いす介助レベル）／生活期（介護度が非常に高い例）／生活期（ゴールが復職）／慢性期の上肢麻痺例／複合障害例／併存疾患（透析例）／排尿障害例／自動車運転の可否の判断を要する例

Ⅱ．高次脳機能障害：前頭葉症状／失語症／半側空間無視／注意障害／記憶障害／失認（視覚失認）／失行（limb apraxia）／低酸素脳症（意欲発動性低下例）

Ⅲ．痙　縮：脳卒中上肢／脳卒中下肢／脊髄損傷（ITB）／脳性麻痺例

Ⅳ．嚥下障害：ワレンベルグ症候群（延髄外側梗塞）／高齢者の肺炎／頭頸部腫瘍術後／胃瘻の適応となる例

Ⅴ．脊髄損傷：高位頸髄損傷例（呼吸器管理）／C6頸髄損傷例／対麻痺例（車いすレベル）／対麻痺例（歩行レベル）／高齢の不全頸髄損傷例／自律神経過反射／排尿障害（核上性）／排便障害／褥瘡／異所性骨化

Ⅵ．運動器疾患等：関節リウマチ（初期例）／関節リウマチ（進行例）／肩関節周囲炎／肩関節スポーツ外傷／肘関節スポーツ障害（上腕骨小頭離断性骨軟骨炎）／手指屈筋腱損傷／慢性腰痛／膝関節スポーツ外傷／変形性膝関節症／骨粗鬆症／脊椎圧迫骨折／多発外傷／熱傷／肩手症候群／全身性硬化症（PSS）／多発性筋炎／大腿骨頸部骨折／腕神経叢麻痺

Ⅶ．高齢者：高齢者の廃用症候群

Ⅷ．切断・義肢：大腿切断／下腿切断／上肢切断／前腕切断（極短断端）例／小児切断（筋電義手）：先天性前腕欠損例

Ⅸ．装具：下肢装具の選択／上肢スプリントの選択

Ⅹ．呼吸：慢性閉塞性肺疾患（COPD）／間質性肺疾患

Ⅺ．循環器：急性心筋梗塞／心不全

Ⅻ．顔面神経麻痺：顔面神経麻痺

ⅩⅢ．神経筋疾患：パーキンソン病（Hoehn-Yahr stageⅠ・Ⅱ）／パーキンソン病（Hoehn-Yahr stageⅢ・Ⅳ）／筋ジストロフィー（歩行可能レベル）／筋ジストロフィー（車いすレベル）／ギラン・バレー症候群／筋萎縮性側索硬化症（ALS）／電気式人工喉頭例／脊髄小脳変性症（SCD）／多系統萎縮症（MSA）（軽症〜中等度例）／脊髄小脳変性症（SCD）／多系統萎縮症（MSA）（重症例）／呼吸管理例／ジストニア（体幹）／痙性斜頸／書痙

ⅩⅣ．がん・リンパ浮腫：骨転移／リンパ浮腫／食道がん周術期／造血幹細胞移植例

ⅩⅤ．小児：脳性麻痺（成長後の歩行困難例）／脳性麻痺（座位保持困難例）／二分脊椎／外反扁平足／特発性側弯症／運動発達遅滞／言語発達遅滞／発達障害／NICU例／ダウン症候群

ⅩⅥ．栄養：低栄養例

ⅩⅦ．在宅・退院：退院に必要な評価（家屋評価など）

ⅩⅧ．その他：遷延性意識障害／抑うつが問題となった例／転換症状例／透析例

**診療前にサッと予習！
外せない評価項目とポイントがパッとわかる！**

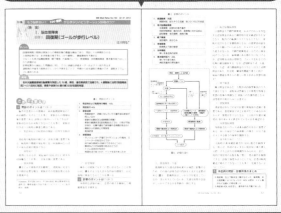

（株）全日本病院出版会

〒113-0033　東京都文京区本郷3-16-4
TEL：03-5689-5989　FAX：03-5689-8030
おもとめはお近くの書店または弊社ホームページ（http://www.zenniti.com）まで！

特集／脳性麻痺のリハビリテーション
―障害のある子どもとその家族を支える―

脳性麻痺の言語聴覚療法

椎名英貴*

Abstract コミュニケーション，食事の問題は脳性麻痺児の生活の質に大きな影響を及ぼす．脳性麻痺児のコミュニケーション障害や摂食嚥下障害の基盤には全身の運動障害の問題があり，発達期の障害であることから家族を含めた長期にわたる支援が必要となる．コミュニケーション支援にあたっては，言語機能の発達に加え，発声発語器官や上肢の運動機能，視覚・聴覚の機能と多面的な評価が必要であり，援助に関しても児の特性に合わせた様々なアプローチが取られる．摂食嚥下障害においては食事姿勢の設定は必須であり，口腔咽頭期障害に対しても徒手的なコントロールを含めて対応する．加えて過敏性などの感覚障害，食形態の調整が必要となる．
多様性をもつリハビリテーションの実施においては言語聴覚士のみならず理学・作業療法士，リハビリテーション工学技士，栄養士などによる集学的なアプローチが求められる．

Key words 脳性麻痺(cerebral palsy)，コミュニケーション障害(communication disorder)，摂食嚥下障害(dysphagia)，拡大代替コミュニケーション手段(augmentative alternative communication；AAC)，言語聴覚士(speech language and hearing therapist)

はじめに

脳性麻痺児のコミュニケーション，食事のリハビリテーションを考えるうえで重要な点は，脳性麻痺は全身性の運動障害を基盤にもち，コミュニケーションや食事もその影響を大きく受けるということ，また発達期の障害であることから家族を含めた長期間にわたる支援が必要となることが挙げられる．

コミュニケーションならびに食事の問題は脳性麻痺のタイプ，重症度により様々なバリエーションがあり，支援の対象となるポイントは成長の中で継年的に変化していく．このためコミュニケーションと食事の専門職としての言語聴覚士(ST)が対応すべき内容は多岐にわたる．**表1**に各タイプの典型的な問題点とSTによる介入のポイントを示した．

コミュニケーション障害に対する援助

1．評価と立案

コミュニケーションは外界からの情報に基づき，思考，言語，記憶といった認知機能の働きにより情報の処理を行い，外界に対して何らかの働きかけを行う過程である．コミュニケーションが成立する前提として言語，記憶，思考などの認知的基盤の発達が必要となる．一方，情報入力には視聴覚に代表される感覚知覚機能が関与し，表出は言語的な手段として発話や書字，タイピングが使用され，非言語的な手段として表情，ジェスチャー，指さしなどが使用される．いずれも発声発語器官や上肢の巧緻な運動機能が必要となる．脳性麻痺の場合，これらコミュニケーションの基盤となる認知機能，感覚知覚機能，運動機能のすべてが障害される可能性をもつ．

* Hidetaka SHIINA，〒536-0025 大阪府大阪市城東区森之宮2-1-88 森之宮病院リハビリテーション部，部長

表 1. 脳性麻痺のタイプと ST のかかわり

脳性麻痺のタイプ	多嚢胞性脳軟化症（痙直型四肢麻痺重症児）	両側基底核・視床病変（アテトーゼ型）	脳室周囲白質軟化症（PVL）diffuse type（痙直型四肢麻痺）	脳室周囲白質軟化症（PVL）/小脳低形成（痙直型両麻痺/失調型）
食事のレベル	非経口～重度嚥下障害	多様：非経口～普通食	多様：非経口～嚥下調整食	軽微な問題～問題なし
食事の介入ポイント	姿勢・呼吸管理直接訓練開始判断全身・口腔の感覚受容より安全な食事摂取	食事の安全性・効率性口腔の感覚受容食事姿勢口腔運動の促通様々な食形態自食	食事の安全性・効率性感覚受容食事姿勢口腔運動の促通	自食食具使用
コミュニケーションのレベル	CFCS 5快-不快レベル	CFCS 4～2外界への応答～発話によるコミュニケーション	CFCS 4～3外界への応答～制限のあるコミュニケーション	CFCS 3～1発話によるコミュニケーション
コミュニケーションの介入ポイント	外界への適応（姿勢・触刺激）外界への気づき（対象物・対人）	三項関係の成立言語機能の獲得AAC発声発語練習	三項関係の成立言語機能の獲得AAC発声発語練習	言語発達の遅れ機能間でのアンバランス・聴覚-発話＞視覚-運動・対人反応の問題

（文献 1 より）

　援助にあたりアプローチすべき領域は，言語理解・表出の遅れに対して，発声発語の運動面に対して，代替的なコミュニケーション手段の導入など多様である．援助においてはコミュニケーション障害の構造を明らかにし，介入すべき領域や介入方法の検討が必要となる．

　評価・援助の立案では，将来的な発展の可能性を見極め，本人の興味・関心などを考慮し，現時点で介入すべき領域や方法を決定する．例えば将来的には発話によるコミュニケーションの確立が予想される児であっても現時点でのコミュニケーションが円滑に行えるためにサインや視覚的コミュニケーション手段を一時的に導入することがあり得る．また，介入の方法としてあそびを通した介入が適している段階なのか，課題的な練習をすべきなのかなど，介入方法の決定を行う．

2．コミュニケーション援助にとっての運動面への介入

　脳性麻痺の運動障害は全身性のものであり発声発語に関与する運動器官の局所的な障害というよりは，姿勢コントロールの困難さを背景にもちながらその影響を受け発声，構音，共鳴，プロソディーといった発話の要素が障害される．上肢は発声発語器官とならび情報発信のための重要な役割を果たす．指さし，スイッチ操作，キーボード操作，書字など情報発信のためには，上肢，手指に選択的な運動が要求される．

　コミュニケーションの発達を促す様々な活動に取り組むにあたり，姿勢コントロールを援助しながら実際の活動を行う必要がある[2]．姿勢コントロールの援助の方法としてはセラピストが直接ハンドリングしながら運動を誘導する方法と座位保持装置，立位台など器具による環境調整に分けられる．環境設定の中には絵カードなどの大きさ，提示する位置，角度への配慮なども含まれる．理学療法士，作業療法士，義肢装具士との連携が必要となる（図 1）．

3．コミュニケーションの発達段階に即した介入

　コミュニケーションのどのような領域にアプローチするにしても，発達段階に即した援助を行う必要がある．図 2 はコミュニケーション発達のおおまかな目安と各段階の児に対する介入のポイントを記載したものである．各段階では定型発達児の対応する年齢が記載されているが対応する脳性麻痺児の年齢は様々である．介入にあたってはコミュニケーション発達段階に加えて暦年齢に応じた配慮も必要である．

1）前言語期へのアプローチ

　言語理解をもたない重症児，年少児にあって

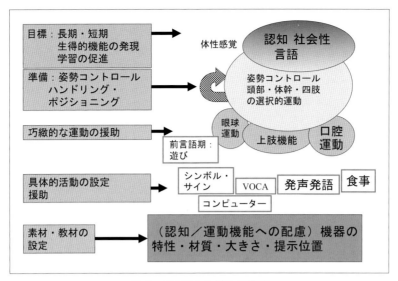

図 1. ST による援助の構造

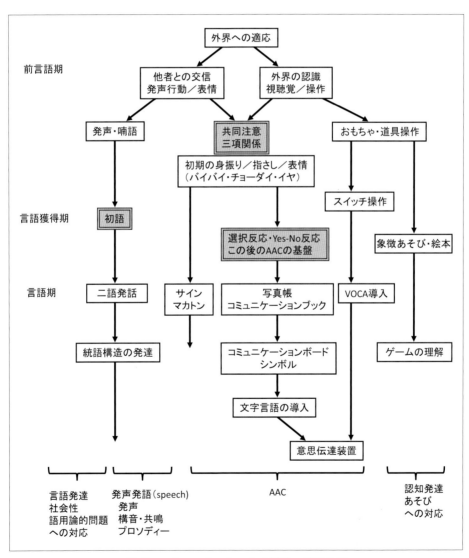

図 2. コミュニケーションの援助　見取り図

（文献 3 より）

表 2. AAC の種類

AAC の種類	概　要	伝達意図	媒　体	使用する身体部位	コミュニケーションの主導者	伝達内容の複雑さ
選好反応	いくつかの対象物に対して，注目するほうを好んでいると対話者が判断して選択する方法．児は伝達に対して非意図的である場合も．	(−)〜(±)	実物・写真・カード	視線，上肢	パートナー主体	単語レベル
1/2 選択	提示された2つのものに対して，対話者の意図を汲んでどちらかを選択する．"〜どっち""どっちが良い？"	(+)	実物・写真・カード	視線，上肢	パートナー主体	単語レベル　誘導によって複雑な内容も表現可能
Yes-No 反応	対話者の意図を理解し，受諾/拒否（良い/いや），もしくは真/偽（そう/ちがう）を表現する	(+)	実物・写真・カード音声	表情，上肢，頭部：うなずき	パートナー主体	単語レベル　誘導によって複雑な内容も表現可能
ジェスチャー	"ちょうだい""おいしい"などの慣用的な動作．	(±)〜(+)	身体	上肢および他の身体部位	児-パートナー：双方向的	未分化　単語レベル
マカトン法	英国で開発された，手話をもとにした言語指導法．音声・動作サインを同時に提示する．	(+)	身体	上肢および他の身体部位	児-パートナー：双方向的	構造化されている　単語〜文レベル
写真帳	児になじみのある写真をカテゴリーごとに貼る．写真を使いながら次に起きることの説明をする．したいことの選択，話題の提示などを行う．	(±)〜(+)	写真	視線，上肢	児-パートナー：双方向的	未分化　単語〜文レベル
コミュニケーションノート	写真，絵，シンボルなどをノートやボードに配置し，上記を写真帳のように使用．	(+)	写真・絵・記号	視線，上肢	児-パートナー：双方向的	未分化〜構造化　単語〜文レベル
シンボル	絵記号を用いた視覚的なコミュニケーション．様々な種類があり，絵記号も具象的なものから抽象的なものまで幅が広い．文法的に構成可能なものもある．	(+)	シンボル・文字	視線，上肢	児-パートナー：双方向的	構造化　単語〜文レベル
VOCA	音声出力装置．音声を録音もしくは合成音声を再生．様々な種類がある．	(±)〜(+)	音声＋文字，シンボル	上肢および他の身体部位	児-パートナー：双方向的	未分化〜構造化　単語〜文レベル
コンピューター	コンピュータの入力を補助する装置，ワンボタンスイッチなどでマウス，キーボード入力をエミュレートする．入力装置と専用ソフトからなる．	(+)	文字・音声	上肢および他の身体部位	児主体	構造化　文レベル

は，外界への気づき，対人的な反応の確立，共同注意，三項関係の成立といったコミュニケーションの基盤を形成することが目標となる．あそびを通しての介入が主となり，姿勢をコントロールした中で効果的に対象物や人にかかわれること，やりとりが成立することを目指していく．

2）言語獲得期へのアプローチ

バイバイなどのサインの意味がわかりだし，意図的なコミュニケーションが形成される段階である．言語理解も次第に芽生えてくるが，コミュニケーションの中心は表情，指さし，簡単なサインなど非発話による表出が活発に行われる．前段階に引き続きあそびを通して，したいことを選ぶこと（選好反応），簡単なサインの使用，大人からの誘いかけに対して受諾・拒否を何らかの手段で表出すること（Yes-No 反応），大人からか聞かれたことに対して複数の選択肢の中から選択すること（選択反応），以上のような活動を表情，サイン，指さしなど非発話の手段を使用して行えるように援助する．ST はこれらの表出運動が実現しやすいように姿勢調整を行い，興味のあるあそびの中で展開できるようにする．

3）言語期へのアプローチ

コミュニケーションの意思があり，内言語に対して表出手段として音声言語の使用に限界がある場合，絵記号，文字，などを使用した拡大代替コミュニケーション手段(augmentative alternative communication；AAC)の導入を考慮する(表2)．AACの方法の選択にあたっては児の言語理解，スイッチ操作に使用できる身体部位と選択の正確性，視知覚障害の有無などを考慮して決定する．おおむね言語理解が2歳台でまだ音声言語の表出がない場合は，具象的な絵，写真を用いたコミュニケーションボードなどの使用を考慮する．言語理解が3歳台以降の児であればシンボルの使用を視野に入れる．

シンボルの使用や文字学習が進んだ年長児の場合，これらのコミュニケーション手段を自発的に使用するためのコミュニケーション機器の利用が焦点になる．コンピュータ，タブレットに接続する入力支援装置は多種開発されており，どのような種類の視覚コミュニケーションシステムを使用するか，入力装置としてなにを使用するか，画面上ターゲットの文字，記号の選択をどのように行うかなど多様な組み合わせが考えられる．STのみならず作業療法士，リハビリテーション工学技士などとの協働が求められる分野である．

4．発声発語へのアプローチ

系統的な構音練習に適応できる児は定型発達児でおおよそ5歳台以降とされている．脳性麻痺児で言語・認知発達，口腔運動機能の随意的コントロールがそのレベルに達していない場合には随意性をあまり要求しないよう「音」を使ったあそびで対応する．この中でも求める音が実現しやすいように頭頸部のアライメントの調整や呼気・発声のコントロールがしやすい姿勢コントロールに配慮する(図3)．発声発語練習では発声，構音，プロソディーといった機能障害に対してのアプローチのみならず，発話の仕方の工夫や文字盤などとの併用などでコミュニケーションの了解度を高める活動制限に対するアプローチを考える．

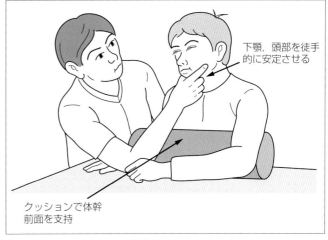

図 3．発声発語練習時の姿勢設定

摂食嚥下障害へのアプローチ

定型発達児では新生児期の反射的な哺乳から，離乳食の導入を経て，固形物の咀嚼嚥下を獲得し，成人型の摂食嚥下へ移行していく．脳性麻痺児ではこの成人型の摂食嚥下に向かうプロセスが遅滞，停滞することに加え，様々な神経学上の異常性のために定型発達ではみられない症状を呈する[5]．

脳性麻痺児の摂食嚥下障害への介入は以下の3点，①姿勢コントロール，②食物の形状，③口腔運動のコントロールを柱に考えると理解しやすい[6](図4)．

1．姿勢コントロール

摂食嚥下の姿勢コントロールのポイントは，頭頸部が全身からの影響を受けずに安定して保持でき，摂食・嚥下に関与する器官が最適の状態で機能することにある．

乳幼児期，また重症度が高い場合，当初はハンドリングを用い，抱っこの中で姿勢をコントロールするが，次第に座位保持装置などシーティングシステムへの移行を考える．シーティングシステムの適切なフィッティングは食事姿勢設定にとって必須である[7]．摂食時の体幹・頸部の角度は口腔から咽頭への移送，誤嚥の防止に影響する．脳性麻痺の場合，姿勢の問題は個別性が強いため一例ずつの詳細な対応が必要になる．

2．食物の形状

食物の形状は誤嚥の防止，口腔運動の促通の観

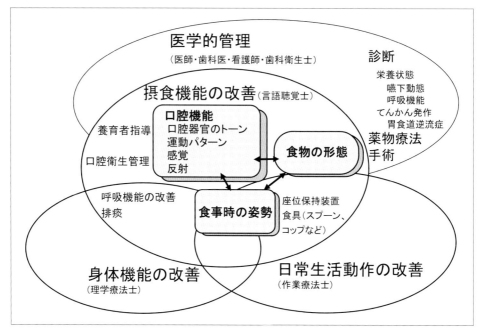

図 4. 治療介入の枠組み
治療的介入の 3 つの柱(姿勢のコントロール,口腔機能の援助,食物形態の調整)と
関係するリハビリテーションスタッフ

点から選択する.形状の選択基準は,① 口腔運動機能に照らして口腔内処理を行いやすく,口腔から咽頭への移送に適している形状,② 咽頭通過に際して誤嚥しにくい形状の 2 点である.

3. 口腔運動のコントロール

直接,および間接訓練を通して,過敏性,異常反射などの口腔機能の異常な要素を少しでも軽減させ,より巧緻的な口腔運動が実現できるようにする.

間接訓練としては,過敏性などの感覚過敏に対し段階的な感覚入力を行うことで脱感作をはかる.感覚の低下に対しては適切な刺激を与えることで感覚入力に対しての反応性を高める.

小児の臨床においてはセラピストもしくは介助者の誘導により実際の食行動の中で運動を練習することが主体である.具体的には捕食時の口唇の運動,咀嚼に代表される口腔内処理運動,コップからの水分の取り込みなど,より成熟した口腔運動を誘導する.このために口腔領域を直接コントロールすることも行う.オーラルコントロールは介助者の手で口腔周辺をコントロールする手技で以下のような目的で行われる.① 頭頸部を安定さ

せ体幹との位置関係を整える.② 過開口や下顎引き込みのような異常な運動を制限する.③ 取り込み時の口唇の援助,嚥下時の前方閉位のようなより細かい運動を促進する.

4. 長期的な援助

食事援助のゴールをどこに置くかは悩ましい問題であるが,対象児が安全に効率的に栄養・水分摂取ができ,介護者負担が許容範囲になったならば,そこが一応の目安と考えることができる.これに対して,成長に伴って摂食嚥下の新たな問題が生じることは多い.例えば年少の頃は抱っこで安定して食べていた児が座位保持装置での食事へ移行しようとしたとき座位保持装置に適応できないといったこと,また小学校後半から成長期にかけて嚥下機能が低下し誤嚥リスクが高まる場合は多い[8].このように児の成長に応じて生じる様々な問題に対応することが求められる.脳性麻痺児の摂食嚥下障害の臨床は長期的な視野に立つ必要性があり,摂食嚥下障害の専門職としての ST は,多職種と連携しながらその時々で必要とされる援助を実施していく.

文 献

1) 椎名英貴：脳性麻痺. 伊藤元信, 吉畑博代（編集）, 言語治療ハンドブック, p.112, 医歯薬出版, 2017.

2) 山川眞知子：ボバース概念治療（神経発達学的アプローチ）, 日本聴能言語士協会講習会実行委員会（編）, アドバンスシリーズコミュニケーション障害の臨床3 脳性麻痺, pp.109-150, 協同医書出版社, 2002.
   Summary 神経発達学的アプローチをベースにしながら, 食事, コミュニケーションへの介入において姿勢コントロールを行うことで機能的な活動がより効果的に実現できることを豊富な実例を用いて示している.

3) 椎名英貴：脳性麻痺. 伊藤元信, 吉畑博代（編集）, 言語治療ハンドブック, p.103, 医歯薬出版, 2017.

4) 高見葉津：コミュニケーションの発達援助, 日本聴能言語士協会講習会実行委員会（編）, アドバンスシリーズコミュニケーション障害の臨床3 脳性麻痺, pp.73-106, 協同医書出版社, 2002.
   Summary 脳性麻痺児のコミュニケーション障害の評価とその介入方法をコミュニケーション発達の理論から系統的に示したもの.

5) Morris SE：口腔の運動スキルを制限する各種要因. Morris SE, Klein MD（著）, 金子芳洋（訳）, 摂食スキルの発達と障害原著第2版, pp.124-139, 医歯薬出版, 2009.
   Summary 摂食を阻害する口腔運動器官の筋緊張の性状, 異常な口腔運動パターン, 感覚の問題などを詳述したもの.

6) 椎名英貴：治療的介入. 熊倉勇美, 椎名英貴（編）, 摂食嚥下障害学, 医学書院, pp.163-176. 2015.
   Summary 摂食嚥下障害に対してのアプローチを姿勢コントロールへの援助, 食形態の調整, 口腔運動障害に対してのアプローチから解説.

7) Morris SE：姿勢の制御とハンドリングが食事時間に及ぼす影響. Morris SE, Klein MD（著）, 金子芳洋（訳）, 摂食スキルの発達と障害原著第2版, pp.294-307, 医歯薬出版, 2009.
   Summary 姿勢における筋緊張と運動は, 子ども達の生活のあらゆる面に強い影響力をもっている. 食事における姿勢の見方とシーティングの選択について解説したもの.

8) 米山 明：筋緊張異常と嚥下障害, 金子芳洋（監）, 尾本和彦（編）, 障害児の摂食・嚥下・呼吸リハビリテーション, pp.96-106, 医歯薬出版, 2005.
   Summary 脳性麻痺児の摂食嚥下障害の長期的な経過の中で, 学童期後半から青年期にかけて経口摂取が困難になる症例が多いこととその原因を解説したもの.

MB Medical Rehabilitation 好評増刊号・増大号のご案内

知っておきたい！これからの生活期リハビリテーション

編集/石川　誠（医療法人社団輝生会理事長）
MB Medical Rehabilitation No. 217　2017年12月増大号
B5判　150頁　定価（本体価格4,000円＋税）

今と"これから"がわかる！
生活期リハビリテーションを
考えるためには最適な一冊です！

＜目次＞

これからの生活期リハビリテーション……水間　正澄

I．通所リハビリテーション
- 通所リハビリテーションにおける医師の位置づけ……近藤　国嗣
- リハビリテーション科専門医における生活期リハビリテーション……川手　信行

II．訪問リハビリテーション
- 訪問リハビリテーションにおける医師の役割……石川　誠
- リハビリテーション科専門医による生活期リハビリテーション：在宅総合ケアセンター成城の取り組み……堀見　洋継
- リハビリテーション科専門医による生活期リハビリテーション：みなみの風診療所の取り組み……今井　稔也
- リハビリテーション専門有床診療所が行っている包括ケアの取り組み……近藤　健
- リハビリテーション科専門医による訪問リハビリテーション：篤友会リハビリテーションクリニックの取り組み……高橋　紀代

III．地域包括ケアと在宅医療
- 地域包括ケアにおける医師会の重要性……鈴木　邦彦
- 地域包括ケアにおけるリハビリテーション……浜村　明徳
- 在宅医療・在宅リハビリテーション・在宅ケア……野中　博
- 地域包括ケアにおけるリハビリテーションの具体的活動……鮫島　光博
- 総合診療医からみた「在宅医療におけるリハビリテーション」の現状と提言……木村　琢磨
- 在宅医療とリハビリテーションの現状と課題：神経内科医からみて……石垣　泰則
- 在宅における摂食嚥下リハビリテーション……菊谷　武ほか
- 介護老人保健施設における生活期リハビリテーション……東　憲太郎

IV．リハビリテーション医に期待すること
- 通所リハビリテーションにおける医師への期待……岡野　英樹
- 医師への期待―訪問リハビリテーションの立場から―……宮田　昌司
- ケアマネジメントにおける医師への期待……鷲見よしみ

摂食嚥下障害リハビリテーションABC

編集/出江紳一（東北大学大学院医工学研究科リハビリテーション医工学分野教授）
MB Medical Rehabilitation No. 212　2017年7月増刊号
B5判　246頁　定価（本体価格4,980円＋税）

基礎から応用、論文の読み方まで知っておきたい知識を詰め込みました！
初学者からベテランまでお役立ていただける一冊です！

＜目次＞

I．総論
1. 構造と機能
   1) 咀嚼の生理学……井上　誠
   2) 咽頭期における舌骨・喉頭運動……加賀谷　斉
   3) 喉頭閉鎖のメカニズム……稲本　陽子
   4) 咽頭筋の収縮と食道入口部の弛緩……中尾　真理ほか
   5) 延髄の嚥下中枢とcentral pattern generator……杉山庸一郎
   6) 大脳の役割と可塑性……山脇　正永
2. プロセスモデルを考慮した摂食嚥下リハビリテーション……松尾浩一郎
3. 在宅における食支援……菊谷　武ほか
4. 診療報酬と介護報酬……小野木啓子
5. 評価
   1) 患者診察のポイント……國枝顕二郎ほか
   2) スクリーニング検査……中山　渕利
   3) 重症度分類の使い分け……大野　友久
6. 検査
   1) VFの標準的手段と観察のポイント……柴田　斉子
   2) VEの標準的手順と観察のポイント……太田喜久夫ほか
   3) マノメトリーでわかること……青柳陽一郎ほか
   4) 超音波検査でわかること……清水五弥子ほか
   5) 頚部聴診でわかること……高橋　浩二
7. 介入
   1) 間接訓練のエビデンスをめぐって……熊倉　勇美
   2) 直接訓練の方法と現時点でのエビデンス……清水　充子
   3) 口腔内装置……野原　幹司
   4) 嚥下障害に対する手術法とその適応……香取　幸夫
   5) 口腔衛生の意義と方法……角　保徳
8. 栄養と食餌
   1) 栄養管理と経腸栄養……伊藤　彰博ほか
   2) 嚥下調整食の基準と使い方……藤谷　順子

II．各論
1. 脳卒中……馬場　尊ほか
2. パーキンソン病……山本　敏之
3. 筋ジストロフィーと摂食嚥下障害……野﨑　園子
4. 老嚥（presbyphagia）……倉智　雅子
5. 小児の摂食嚥下障害……田角　勝摂
6. 口腔がん……鄭　漢忠
7. 頭頸部がん―病態に応じたリハビリテーション―……藤本　保志
8. 誤嚥性肺炎のリハビリテーション……谷口　洋ほか
9. サルコペニア……若林　秀隆

研究を読み解くために
摂食嚥下リハビリテーション研究で使われる統計解析の読み方……海老原　覚ほか

（株）全日本病院出版会

Tel (03)5689-5989
Fax (03)5689-8030
HP http://www.zenniti.com

〒113-0033　東京都文京区本郷3-16-4

特集／脳性麻痺のリハビリテーション
―障害のある子どもとその家族を支える―

障害のある子どもとその家族を支える看護

逸見聡子*

Abstract 重症心身障害児・者は，重度の肢体不自由と知的障害が重複した状態をいい，施設入所をはじめ在宅でも多くの障害者が生活している．また，当センターは医療機能と福祉機能を兼ね備えた施設であり，長期入所をはじめ短期入所の受け入れなどを行っている．
　多くの利用者は常に医療ケアを必要とし，寝たきりの状態であるため，いのちを守り，生活を支援することが最も重要な支援である．そして障害のある子どもをもつ家族は，障害受容の過程を繰り返しながら，子どもに対する愛情を育み，成長を願い，それを生きがいとしている．その家族を支えることも重要な支援の1つとなる．今回は長期と短期入所利用者の健康状態の把握や日常生活支援と，家族支援についてライフステージに合わせた支援内容をそれぞれ紹介する．また重症心身障害看護の役割について，「繋ぐ」支援の必要性について紹介する．

Key words 重症心身障害児・者(severely multiple handicapped children)，障害受容(acceptance of disability)，家族支援(family support)，看護の役割(the role of nursing)

はじめに

びわこ学園医療福祉センター草津(以下，当センター)は1963年に西日本で初めて開設され，2018年で55年目となり，医療機能と福祉機能を兼ね備えた重症心身障害児・者施設である．

病棟は3単位122床あり，長期入所105床，短期入所14床，他に緊急時の受け入れや，NICU後方支援ベッドの運用を行っている．

滋賀県は人口140万人のうち，重症心身障害児・者と認定された人は約900人程度であり，そのうち約3割が長期入所となっている．

当センターの長期入所者の平均年齢は44歳であるが，在所年数も30年以上が全体の30%に当たる．重度化・高齢化も進んでおり，全体の52%が超重症・準超重症で高度の医療ケアを必要とし，寝たきりで言語的なコミュニケーションが難しい利用者が多い．

当センターに長期入所している利用者の両親の平均年齢は約70歳と高齢化しており，両親が健在である利用者は全体の39%で，きょうだいや他の親族では23%であり，両親健在が年々減少している．また成人期の利用者のほとんどが成年後見人であり，面会回数なども年々減少している．その背景としては，家族の健康状態の不安，交通手段がない，ライフステージにかかわる家庭事情などがある．よって，何らかの理由で入所してしまえば，在宅に帰ることはほとんどなく最期まで施設で暮らす．

短期入所の場合，年間約120人(実人数)が利用し，延べ約4,300日を各病棟で受け入れている．在宅でも呼吸や栄養管理など障害の重い，いわゆ

---

* Satoko HENMI, 〒525-0072 滋賀県草津市笠山8-3-113　びわこ学園医療福祉センター草津，看護部長

る超重症・準超重症児・者が増えており，医療的ケアを必要とする利用者が増えている現状がある．

短期利用の主な目的としてはレスパイトや冠婚葬祭，きょうだいの用事などで利用するケースが多いが，介護者家族の病気で数か月の有期限で利用するケースも徐々に増えている．在宅が困難と家族が判断すると施設入所希望となるが，その待機者は現在100人程度となっている．

こういった状況から，長期入所，短期入所それぞれの家族支援について，これまでかかわってきた経過や課題について報告する．

障害の受容について

重症心身障害児・者の家族は子どもに先天性の障害があるとわかったとき，主に母親はショックだけでなく，すべての責任を1人で背負い，自責の念に駆られることがほとんどと言われている．Drotar（1975年）は，障害への受容の過程について「ショック」や「否認」，「悲しみと怒り」のステージをくぐると仮説し，それらは時に重なり大変な困難さとなることもあると述べている．

当センター入所の家族の場合も自責の念に駆られ，子どもの病状を心配し，いくつもの病院を渡り歩くも，十分な治療や信頼関係が築けず落胆と回復を繰り返していたと考える．特に1960年代は障害児を専門にみてくれる病院は少なく，当センターにたどり着いたときは「やっと子どものことと自分の気持ちをわかってくれる先生が見つかって安堵した」といった話をよく耳にした．しかし，無事に施設や在宅で生活をしていても，子どもが成長するにしたがって変化する体調の変化や，学校教育に対する課題，ケアに対する職員との考え方の違いや，家族への理解（特に子どものきょうだいなど），不安や悩み，葛藤は絶えずあると考える．その中で，私たちは常に利用者の身体状況や様子を家族に伝え，家族それぞれの心の変化を読み取っていく必要がある．

長期入所者の支援

長期入所となる場合，親の高齢化や病気による介護負担の増大，家族事情，子どもの健康状態の不安定などが挙げられる．そういった事情を踏まえながら，滋賀県では入所調整会議を経て入所が決定となり，病院または在宅で長く過ごした後，入所となるケースが多い．

特に入所者が幼児の場合，体調の不安定さや高度な医療ケアを必要とする「超重症児」の入所が多い．そのためまずは環境に慣れ，健康状態が落ち着くことを目標とし，徐々に生活範囲を広げていくことを実施している．以下，項目に沿って説明する．

1．長期入所者が幼児（子ども）の場合
1）健康状態の把握・生活支援

バイタルサインは生命の徴候ともいわれ，看護師は体温や脈拍とした数値を毎日測定することで子どもの基準値や異常値を把握していく．同時に顔色，皮膚の状態，筋緊張状態，尿量などを細かく観察し，子どもの特徴を知る．そして毎日観察や吸引をしたり，体位変換をしたり，声をかけることで子どもの反応を捉え，快・不快の状態を知っていくことが重要となる．子どもによっては声をかけるだけで，心拍数が上昇し，皮膚が紅潮し発熱を起こす．また体調を崩す前には体温が下がる，尿量が減るなどの反応があり不快な状態を予測するため，積み重ねの看護が必要となる．また人工呼吸器など医療機器に囲まれていることが多く，おむつ交換や体位変換，入浴方法などリラックスできる姿勢を試行錯誤し，クッションや衣服，車椅子など子どもの体格や皮膚の状態など体質に合わせたサイズや材質で作製している．子どもが環境に慣れてくると，声をかけることで筋緊張が緩んだり，バイタルサインが落ち着いたりすることが多い．

2）活動支援

環境に慣れてくると幼児期の発達に必要な育ち合いができる場として保育活動を行っている

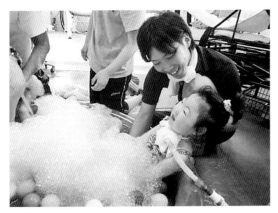

図 1. 活動の様子

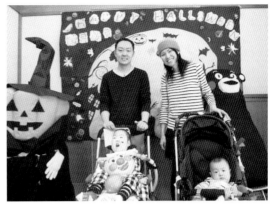

図 2. 家族と一緒に記念撮影

（図1）．活動の内容は音楽や触感覚を楽しむ活動や体を動かす活動，絵本の読み聞かせなど，身体の感受性や運動機能を高めること，愛着や信頼関係を育むことを目的としている．職員は抑揚のある声掛けやタッチの仕方に強弱をつけながら日々の生活でのかかわりに生かしている．また当センターでは外出支援などを行っており，リハビリテーション課と協力し医療機器を搭載できる車椅子を作製している．

3）家族支援

病院とは違う施設での生活場に対し，まずは家族がより濃厚な愛着形成を支援することが最初の支援となる．入院中は抱っこや育児が十分にできなかった場合，パジャマでない普段着の選択や更衣，活動や日常ケアを通し，抱っこなど子どもに触れる機会を多くもてるよう支援する．車椅子などができると，散歩や買い物などの外出や，ライフイベント行事に参加することもある．図2のAちゃんの場合，七五三の着物を着つけてもらいお参りに出かけるなど，家族と人生の節目を祝うことができた．また子どもが病院に入院している間はきょうだいと面会が不可能なことが多く，家族だけの団欒がもてるように病棟を離れて，きょうだいや祖父母などと時間を共有するなどの支援も行っている．義務教育が始まると，学校での行事も多く，比較的積極的に家族が参加されることが多い．子どもができることや行動範囲が広がるため，学校と一緒に家族支援を行うことが必要である．

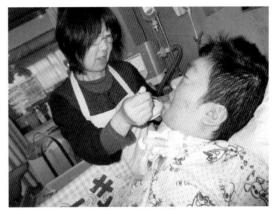

図 3. 家族と食事を楽しむ

2．長期入所者が成人の場合

1）健康状態の把握・維持

成人の場合，幼少期から他の施設で生活している場合や，在宅生活を経て入所した場合，これまでの経過や生活スタイルをできるだけ壊さずに施設での生活に徐々に順応できる支援を行う．入所前のケース会議での情報を基に，できるだけ同じ医療機器や物品で同じ時間帯で実施できるよう配慮している．利用者によっては環境の変化が免疫力の低下をきたし体調を崩すケースもあり，異常の早期発見が重要となる．日常生活でも個別性を踏まえながら安全に配慮した支援が必要となる．

2）活動支援

療育活動では，本人の発達年齢に合わせた活動支援として，プール活動やトランポリン，ミュージックケアなどを行っている．他に作業療法士などと協力して，それぞれの役割をもたせた活動や，本人の趣味に合わせた活動など，週課を作り

支援している.

また外出や宿泊支援，有償ボランティアとの散歩などの個別活動を行い，人との交流の場を広げている.

3）家族支援

利用者の年齢が上がるとともに，家族も高齢となり，帰省や外出が減るため，できるだけ家族の面会の機会を設けるために季節ごとの衣類交換の依頼や年に数回イベントの開催を行っている．イベントでは家族とコンサートや工作を楽しみ，移動や食事介助をしてもらうが，家族が負担にならないような時間設定や工程を計画している（図3）.

当センターが計画する個別外出では以前は家族も付き添っていたが，家族が高齢のため徐々に足が遠のき，現在は職員と利用者のみで行っている．また最近では家族が入院や施設に入所することが増え，利用者が家族の施設に面会に行くなどの家族支援も行っている．家族は面会が減っても子どもの様子を心配しており，普段の様子や，体調を崩した場合は早急に連絡したりすることなども重要な支援となる.

短期入所者の支援

1．数日間の入所の場合

通常，数日から1週間ほどの入所で，家族の事情や本人のスケジュールによって入退所時間はまちまちである．入所の際は医療物品や薬品，衣類やおむつなどすべて持ち込み物品管理を行い，内服薬や栄養剤などのチェックは欠かさず行っている.

経管栄養などの時間や姿勢づくり，介護機器使用の有無など個々に合わせた細かい取り決めも多く，できるだけ家庭に近い状況で過ごせるよう支援している．そのため，利用者の状況がよくわかるように，「介護のポイント」（図4）を作成し，家族と確認し共通理解をはかっている．入所中は利用者の様子がわかるように記録をコピーし家族に説明することで，家族が安心して休息や用事を済

ませ，長く在宅生活を送れるよう支援することが重要である.

また，検査入院や呼吸・栄養の継続管理や，体調を崩した際の緊急入院などの医療制度を利用した入院もあり，家族の不安を取り除きながら治療を行っている．必要時には医療機器の説明や技術指導などは臨床工学技士や看護師が行い，姿勢や生活介護に関することは介護士や理学療法士が行うなどの多職種連携も支援の1つとして行っている.

2．有期限入所・NICU 後方支援の場合

長期・短期入所以外に母親の出産や家族の病気・けがを理由に3か月程度の契約入所を受けるケースもある．この場合は長期入所者同様に担当職員がつき個別支援プログラムに基づいた支援を行っている.

また2018年度からはNICU後方支援事業を始めた．実際の受け入れはまだであるが，愛着形成や医療ケア技術，日常生活ケアなどの技術習得への支援が必要となる.

しかし最も重要なことは，「助かった子どものいのちを家族の中できちんと繋げていくことができるのか」という不安を少しでも軽減できるよう，家族のメンタルサポートや在宅生活のリスク軽減を目指した支援が重要と考える.

重症心身障害看護の役割

重症心身障害児・者の看護は，① 利用者のいのちを守り，予測し早期に対応できること，② 普通の生活ができるよう日常生活を支援すること，③ 情報の共有を行い多職種連携ができること，④ 障害児・者を取り巻く環境や家族を支援することにあると考える.

そしてこれらのことはすべて「繋ぐ」ことであると考える．普段の様子を観察し，体力の消耗を最小限に抑えいのちを繋ぐこと，ごはんを食べる，排泄する，外に出るなど普通の生活を繋ぐこと，地域やサービスを調整し，人と人を繋ぐことである．特に人と人を繋ぐことは家族を繋ぐことでもあり，長期入所であっても短期入所であっても障

短期利用者　介護のポイント

ID :

利用者氏名	性別	生年月日	所属	主治医
様		平成　年　月　日		

※医療的ケアについては、別途ドクター指示を確認してください

事故防止	
発作	■ あり　（発作のタイプ）四肢に力が入る、眼球上転、首が左か右に向く （対応での留意事項）発作が5分以上続くときエスクレまたはダイアップ座薬使用（指示簿参照） □ なし　2013 7〜大発作減り、目パチパチ・手ブルブルが増えた。15分以上続く場合は、エスクレ座薬。
健康面	・口腔内持続吸引（24時間）先端を扁平にした専用のチューブ持参あり。 ・SpO2モニター装着。SpO2　90％以下続くようならドクターコール ・鼻咽頭エアウエイ24時間装着
食事	□ 経口　□ 注入　■ 併用　昼のみ経口（おためし）あり。昼食残りは注入して下さい。 （介助方法）■ 全介助　□ 一部介助 （姿勢）ベッドギャッジアップ、車椅子 （水分摂取）□ お茶ゼリー　□ とろみ　□ そのまま　■ 注入 （留意事項）ベッドでの注入は左右側臥位。（ベッド常時ギャッジアップ） 　　　　　　ソリタ水はゆっくりシリンジで注入
内服薬	□ 経口　（留意事項・内服方法） ■ 注入　注入中に投与。（指示簿参照）水薬あり。確認！ 　　　　　嘔気時、疼痛時の屯用あり。
排泄	■ オムツ　（留意事項） □ トイレ　便秘時指示あり
入浴	（留意事項）
睡眠	□ サークルベッド　■ 電動ベッド　□ 柵カバー 要　□ ベッド柵 上段　□ フロア （姿勢・対応での留意事項） 24時間SaO2モニター装着
移動・姿勢	リフター　□ 可　■ 不可　□ 不要 （移動・姿勢での留意事項） ・左右股関節脱臼があるため、膝が開かないように気をつけてください。足間のクッションは薄いもの使用。 ・逆流があるため、常時ベッドUPを。 ・右左側臥位のみ。仰臥位禁止。
その他	・姿勢・・・両側臥位、うつぶせ可。左右股関節脱臼による痛みあり！ 　　　　　腹臥位1日1回お願いします。（注入後1時間以上たってから。1時間程度）写真参照。 ・運動・・・手足が硬く、自発運動が少ない。 ・9時〜15時短下肢装具をつける。（座位、臥位どちらの姿勢でも可）→H29.7 14現在使用していない ・情緒・・・ほとんど泣いたりすることはないが、股関節の痛みで泣くことあり。

図 4. 介護のポイント

害児・者本人が不在の家族でなく，家族の一員としての存在の感謝が感じられるよう支援することであると考える．そのため，様々なライフステージに沿った暮らしの提供が必要で，障害の有無にかかわらず暮らしの基盤となる健康・生理的基盤を整えることが重要である．その基盤の上に，生活・活動・余暇の暮らしの3つの領域が保証される．人生のライフステージによって，3つの領域の内容やバランスは変化していくが，QOL(quality of life)を構成する重要な要素であり個々の利用者に合った具体的な支援の提供が求められる

それには家族と語り合うことが必要である．今日の体調や様子，嬉しかったこと，悲しかったこと，できたこと，そのときの表情など，できるだけ医学用語を使わず丁寧に伝える．直接的には医療ケアや介護を通し身体に触れることで，ともに共感する．病室以外の風に触れる，街に出かける，ライフイベントを行う．間接的には衣類を準備し

てもらう，おもちゃなどを選ぶなど，親として家族としての過程を支える．そういった家族の人生を含めた看護が重症心身障害の看護の役割だと考える．

おわりに

日々，ケアする中で私たち医療者はつい利用者に痛い思いやしんどい思いをさせているのではないかと考えることはある．しかし，思いが共感できたとき，にっこり微笑んだ安堵な表情はとても癒され励みとなる．家族も同じで，これまで期待や失望，喜びや悲しみを繰り返しながらも，子どもの笑顔や安楽な表情を生きがいにして，一歩一歩前に進むことができているのではないかと考える．その思いを十分汲み取りながら，個々の支援を行っていきたい．

文 献

1) 倉田慶子ほか(編)：ケアの本質がわかる重症心身障害児の看護，へるす出版，2016.
2) 高谷 清：重い障害を生きるということ，岩波新書，2011.
3) 前田浩利：実践！小児在宅医療ナビ，南山堂，2013.
4) 口分田政夫ほか：「人と生まれて人間となる」発達保障の精神を活かす．社会福祉法人全国重症心身障害児(者)を守る会，両親の集い，**723**：2018.

特集／脳性麻痺のリハビリテーション
―障害のある子どもとその家族を支える―

障害のある子どもとその家族を支える地域リハビリテーション
―在宅(訪問)リハビリテーション―

長澤美帆*

Abstract 脳性麻痺などによる障害のある子どもを支援する地域リハビリテーションは，出生時から家庭を中心に家族とその地域における医療，保育，教育，福祉，育児(介護)の様々な社会資源を活用して，子どもの発達を支える家族も含めた育児環境作りであるといえる．最近は，子どもの在宅支援にかかわる施設の多くには，リハビリテーション専門職が配置される時代になった．1970年代よりの家庭療育中心の時代から「療育」の流れは，2000年代に入ってからの障害児を取り巻く制度の中にも脈々と繋がっている．子どもの乳児時期から成人期に至るまでのライフステージごとの生活のイメージと地域リハビリテーションの社会資源の活用，その中で小児訪問リハビリテーションについて紹介する．

Key words 訪問リハビリテーション(home-based rehabilitation)，脳性麻痺(cerebral palsy)，家族中心(family-centered approach)，地域リハビリテーション(community-based rehabilitation)，ライフステージ(life stage)

はじめに

脳性麻痺などによる障害のある子どもを支援する地域リハビリテーションは，出生時から家庭を中心に家族とその地域における医療，保育，教育，福祉，育児(介護)の様々な社会資源を活用して，子どもの発達を支える家族も含めた育児環境作りであるといえる．

図1で示すような子どもの在宅支援にかかわる施設のすべてに，リハビリテーション専門職が配置される時代になった．

脳性麻痺などの子どもを対象にした「リハビリテーション」という言葉には，失われた機能の回復ではなく，支援が必要な子どもの発達を手助けするものという考えに基づいて使われることが多くなった．医療機関で行われる「障害児リハビリテーション」に対する世の中の認識も広がっている中で，「訓練」や「指導」という努力によって報わ

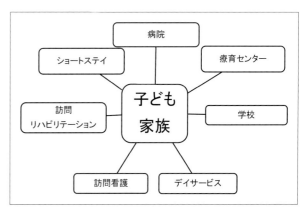

図1．子どもの在宅マップ

れるようなイメージよりも受け入れやすくなっていると思われる．

1970年代頃より早期発見，家庭療育を中心とした障害児地域療育体制の推進により，療育センター，肢体不自由児通園施設の整備が各地で展開され，家庭と施設は，協力しながら脳性麻痺のあ

---

* Miho NAGASAWA，〒006-0812 北海道札幌市手稲区前田2条10-1-7 手稲つむぎの杜内　社会福祉法人渓仁会　相談室こころていね，相談支援専門員/作業療法士

表 1-a. 制度を支える専門職(医療, 行政(保健・福祉))

分 類	機関名	どのようなときに相談できるか(例)	各機関の役割(担当の専門職)
医療	病院	子どもを通院させて診療を受けさせたいとき.	子どもへの診療, 投薬, 処置を行う. (医師, 看護師)
	診療所(在宅療養支援診療所を含む) ※往診や訪問診療をしていない場合, 他の診療所を紹介するなどの相談に応じられる診療所	子どもを通院させて診療を受けさせたいとき. 通院が困難な状態で, 自宅で訪問診療を受けたいとき.	子どもへの診療, 投薬, 処置を行う. 自宅に出向き, かかりつけ医として子どもの全身管理を行い, 専門的な疾患については医療機関の主治医と連携する. (医師, 看護師)
	訪問看護ステーション	子どもの体調管理や自宅で介護するに当たって不安なことへの相談にのってほしいとき.	自宅に出向き, 子どもの体調管理や子育て相談をはじめとした支援を行う. (訪問看護師)
	訪問薬局	処方薬を自宅に届けてほしいとき.	自宅に処方薬を届け, 服薬指導を行う. (薬剤師)
	訪問歯科診療所	子どもの口腔内・歯のトラブルが生じたが, 通院が困難なとき.	歯のトラブルへの対処・診断・嚥下機能評価などを行う. (歯科医師)
行政(保健・福祉)	保健所 (都道府県・市)	小児慢性特定疾患等難病による療育やサービスについて相談したいとき.	健康診断・健康相談, 訪問指導等により健康に関わる相談を行う. (保健師, 栄養士, 精神保健相談員)
	市町村障害福祉担当課	各種の福祉サービスや制度に関する相談やサービスの利用申請をしたいとき.	サービスや制度についての説明や申請手続きの実施.
	市町村母子保健・児童福祉担当課 (保健センターなど)	乳幼児健診や予防接種などの母子保健サービス, 保育所や子育て支援の利用, 発育や発達, 育児, 療育などについて相談したいとき.	健康診断・健康相談, 訪問指導などにより健康にかかわる相談や保育・子育て支援の利用相談などを行う. (保健師, 栄養士, 歯科栄養士, 保育士)

(文献2より)

る子どもの発達支援に取り組んできた.

その当時からの「療育」の流れは, 脈々と現在の医療型発達支援に繋がっている.

2000年代に入ってからは, 障害者総合支援法, 児童福祉法の改定により, 障害児発達支援を集中化させた大規模センターから, より家庭に身近な地域の小規模の事業所(通園, 通所)を気軽に利用し, 地域で子育てができるように制度改定が繰り返された.

それによって, 福祉の中にリハビリテーション職(機能訓練担当職員)の位置づけが明記されるようになり, リハビリテーションがライフステージに沿った切れ目ない支援, 地域の身近な場所に存在する支援へ変化したといえる[1].

2018年の現在では, 2025年の超高齢社会に向けて, 地域包括ケアシステムの構築や地域共生の理論が広く知られるようになり, 介護保険で先行した在宅リハビリテーションのサービスを脳性麻痺の子どもや大人にも使えるような医療保険制度, 障害者総合支援法・児童福祉法の整備拡大により

利用範囲が広がり, なおかつ多様化している[2](**表1**).

以下に, 最近広がりつつある在宅リハビリテーションサービスのうち小児訪問リハビリテーション[3]について, 筆者の経験を中心に述べるとともに, ライフステージに沿った地域リハビリテーションの活用の仕方について紹介する(**表2**).

子どもの生活のイメージとリハビリテーション

現代においては, ほとんどの子どもは病院で産まれる[4]. 出産時に問題が起きた場合は, NICUにて早期からリハビリテーションが開始され, 障害の診断確定後, 退院後は, 医療型の発達支援センター(療育センター)や総合病院のリハビリテーション科へ通院しながら障害児リハビリテーションを継続して受療することになる.

乳児期は, 基本的な生活リズムの安定が, 家庭で安心して生活を送るうえで大事な目標になる. 哺乳・栄養摂取, 呼吸, 消化, 排泄, 睡眠が整った状態を保つために発達の過程に沿ってリハビリ

表 1-b. 制度を支える専門職（福祉・療育，教育）

分類	機関名	どのようなときに相談できるか（例）	各機関の役割（担当の専門職）
福祉・療育	相談支援事業所	ヘルパーをはじめとした地域での福祉サービスを受けたいとき	計画相談の立案や関係者の調整など（相談支援専門員）
	児童発達支援センター	子ども(未就学)の発達について心配事があり，発達を促す支援を受けたいとき	子どもに応じて，専門職がかかわり，発達を促す支援を行う（言語聴覚士・保育士・看護師・機能訓練担当職員）
	放課後等デイサービス事業所	子ども(就学中)を放課後や長期休暇の際に預かって欲しいとき	子どもを放課後や長期休暇の際に預かり，生活訓練や支援を行う（機能訓練担当職員）
	日中一時支援事業所（宅老所を含む）	子どもを一時的に日中預けたいとき	子どもを預かり，支援を行う（看護師・福祉相談員など）
	短期入所事業所	子どもを数日間預かって欲しいとき	短期入所中，子どもの支援を行う（看護師・福祉職・介護福祉士）
	居宅介護事業所	自宅で介護をすべてやるのは大変なので，ヘルパーに手伝ってほしいとき	自宅での食事介護や入浴介助など生活支援や介護支援を行う（介護福祉士・ヘルパー）
教育	教育センター，教育委員会	就学に向けてどの学校に進学すればいいのかわからないとき．学区外の学校に通学したいとき	就学その他の教育に関する相談に応じる（相談員）
	特別支援学校	子どもの身体・精神的特徴を理解し，教育を行う場所を見つけたい	（教師・医療コーディネーター）

（文献 2 より）

テーションを行う．通院，母子入院なども利用しながら家族との生活が営まれることになる．この時期の主たるリハビリテーションは医療機関を中心に行われる．障害の診断や発達の予後，子育てなどについて医師からの説明をきちんと聞くことで，次の幼児期からの社会参加活動への意識が変化してくる．通院自体が子どもや家族の負担になるような場合は，訪問診療や訪問看護を利用しながら訪問リハビリテーションを受けることができる（**図2**）．

幼児期は，成長に伴ってんかん発作や側弯などの変形，筋緊張の変化など心身の発達とともに合併症にも注意をしながらの保育，リハビリテーションが必要になる．また，子ども同士の交流や就学に向けた日常生活の自立など家庭から社会参加に向けた活動が開始される時期となる．脳性麻痺の子どもが，障害児通所支援を利用する際には，重症心身障害加算の対象となるので，リハビリテーション職員が配置されている医療型発達支援の通園を利用すると通所でのリハビリテーションを受けることができる．児童発達支援の事業所は近年増加が著しいが，発達障害もしくはその疑

表 2. 子どもと家族を取り巻くチーム医療の存在

子どもと家族のライフサイクルに沿った社会資源の活用を重視
① 乳幼児期
　　早期療育・家族ケア
② 就学前期
　　就学準備，保育の場の活用
③ 学齢期
　　教育，医療，福祉の連携期
④ 卒業後
　　施設・事業への入・通所，社会参加

いがある子どもを対象としているところも多く，環境面で配慮が難しい場合もみられる．利用にあたり障害児相談支援事業を利用することができると，子どもに適した児童発達支援の事業所を紹介してもらうことができるので，活用することを勧める．

この時期は，できるだけ地域の保育園や幼稚園，児童発達支援のデイサービスを活用し，心身両面の育ちを見守りながら，障害による障壁を取り除き，子どもが笑い，家族も一緒に笑って過ごせるような時間を送ってもらいたいものである（**図3**）．

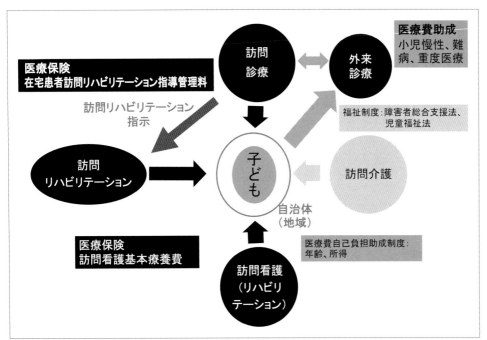

図 2．
子どもを取り巻く
制度の理解

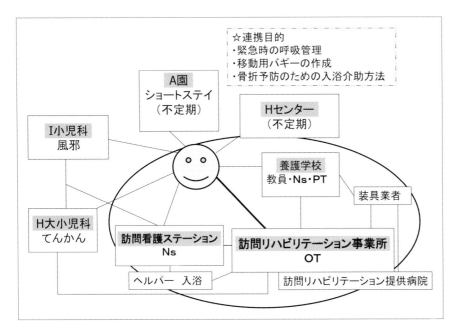

図 3．
在宅援助の実際～訪問リハビリテーションとの連携

　訪問リハビリテーションを利用するときは，運動機能の発達を優先した希望になりがちであるが，生活環境を踏まえた ADL の自立支援や成長を見据えた家族の育児・介護方法の見直しなど直接的支援を受けられる機会として捉えることも重要である[5]．

　学齢期は，学校生活が主体となり教育との連携が大きく心身の成長に影響を及ぼす時期である[6]．運動機能の獲得期から維持期への移行時期に当たり，リハビリテーションを受ける機会も減少する．体格も変化し家族の介護負担も意識し始めるようになり，福祉サービスを導入して入浴や身体介護のヘルパーサービスを開始するのもこの時期からである．また，放課後等デイサービスの利用も多く，学校長期休みを利用して卒後の社会参加，親からの自立の準備も早期から取り組むようになってきている．

　支援にかかわる事業所や関係機関，専門職が教

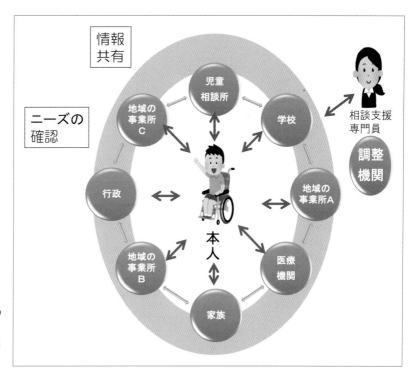

図 4．
本人を中心とした輪型の
支援チーム
（文献 7 より）

育・医療・福祉と多岐にわたり，学校-家庭-地域の繋がりが横に広がる一方，各サービス提供側の都合を優先せざるを得ない事情も多く，子どもを中心とした連携ネットワークをコーディネートする役割が必要となってくる時期でもある（図4）．介護保険のケアマネジャー的な福祉と医療をコーディネートする役目として期待されているのが，相談支援専門員である．しかし，養成者数の不足や対象者が幅広く専門化されにくいことなど課題が多く，障害福祉サービスのきめ細かい計画支援を行うことは難しい．訪問リハビリテーションのかかわりにおいても，多くの課題に対応できるだけの時間と人員の確保に事業所側も苦労している現状である．しかし，目標指向型から問題解決型へ課題に応じて柔軟に対応をすることができるのは訪問リハビリテーションの強みである．今後，放課後等デイサービスの時間や場所において，学校と家庭を連続して繋げるリハビリテーションが提供できるように，本当の意味での地域リハビリテーションに携わる専門職が増えることを期待したい．

青年・成人期は，親と子ども両方の加齢，家族構成の変化，同様に慣れ親しんだ介助者や支援者の高齢化も問題となる．介護人材が不足している最近の介護問題も高齢者介護の問題だけではなくなってきている．また，運動機能の低下，生活習慣病の発症，就労や余暇活動の難しさなどから精神的な不調をきたす場合もある．成人脳性麻痺者が利用できる就労支援や生活介護へ学校卒業後は計画的に移行し，健康増進や人生の充実を支援するリハビリテーションの役割が必要である．訪問リハビリテーションの役割も，環境の変化や人生の節目ごとにメンテナンス機能として必要時だけ，上手に利用できるシステムができると良いかもしれない．

おわりに

長年，地域で脳性麻痺の障害のある子どもとかかわってきた．作業療法士になりたてのときは，「障害告知を受けた母親の将来への不安を一緒に克服したい」と思い様々な療育手法や理論を勉強した．自身の経験とともに子ども達も成長した姿を見ていると，その当時の母親達へ伝えたい言葉がある．
「大丈夫！子どもも立派な大人になる！」
脳性麻痺があっても，技術者になってユニバーサルデザインの研究をする人，福祉を学んで相談

支援専門員になった人，良い伴侶に出会い子宝にも恵まれ幸せな家庭を築いている人，子どもが自立した後，起業して福祉事業を経営しているお母さん，リハビリテーション職を目指して勉強しているきょうだい，たくさんの夢を叶えられることを教えてあげたい．

文 献

1) 宮崎明美：ずっと発達障害領域の作業療法にかかわってきた一人として思うこと．作療ジャーナル，**52**：709-714，2018.
2) 重症心身障害児者の支援者・コーディネーター育成研修プログラムと普及に関する研究：3 福祉② 重症心身障害と制度．重症心身障害児者等支援者育成研修テキスト，pp.152-163，平成27年度厚生労働科学研究費補助金障害者対策総合研究事業（身体・知的等障害分野），2016.
3) 安井隆光：小児訪問リハ概論，小児リハビリテー
ション，**1**：7-13，2017.
4) 一般社団法人日本作業療法士協会：作業療法マニュアル56 子どもに対する作業療法—乳児期から就学まで—，pp.13-16，一般社団法人日本作業療法士協会，2014.
5) 宮川歩維ほか：排泄・更衣動作自立に向けた発達領域の在宅での取り組み．臨作療，**15**：311-314，2018.
   Summary 小児訪問リハビリテーションを長く実践してきた作業療法士が病棟でも活かせるポイントを実用的な事例で紹介している
6) 前野香苗：対象となりやすい小児疾患 脳性麻痺．小児リハビリテーション，**1**，34-36，2017.
7) 重症心身障害児者の支援者・コーディネーター育成研修プログラムと普及に関する研究：5 ライフステージにおける支援① 各ライフステージにおける相談支援に必要な視点．重症心身障害児者等支援者育成研修テキスト，pp.212-219 平成27年度厚生労働科学研究費補助金障害者対策総合研究事業（身体・知的等障害分野），2016.

特集／脳性麻痺のリハビリテーション
―障害のある子どもとその家族を支える―

重症児デイサービスから始まる地域支援について

宮本佳江*

Abstract 近年の高度医療のおかげでどんなに重い障害があっても命が救われ，そして入院生活を経て地域に帰って行く．その数は年々増加をしている．病院に入院していたときに看護師や医師が行っている医療的ケアは，在宅生活に移行すればその担い手は一身に主に介護者となる母親になる．その負担は精神的，肉体的にも大きく，また社会的にも孤立しがちである．近年は医療的ケア児の存在が社会問題として注目されるようになった．どんなに重い障害があっても生まれ住み慣れた地域で生きていくためにはその地域に沢山の支援が必要である．その始まりとして重症児デイサービスを立ち上げた．体調が急変しやすい重症児の対応には高い専門性を必要としており，人材確保が難しい．重症児にかかわる人材の教育も必要と考えられる．重症児の低年齢化や重症化が進み，2018 年度の報酬改定では手厚い人員配置には評価が得られたが，それでも十分とはいえない．

Key words 重症児デイサービス(patients with SMID day service), 地域生活(community life), 医療的ケア(medical care children)

はじめに

筆者には 2 人の医療的ケアを必要とする重症児の娘がいる．長女が生まれた頃は，特に重い身体障害がある小児で医療的ケアがあっても障害福祉サービスの受給すらなかなか得られなかった．在宅医療に移行してもその家族にはどんな支援があるかの情報も少なかった．

近年の高度医療のおかげでどんなに重い障害があっても命が救われ，そして入院生活を経て地域に帰って行く．その数は年々増加をしている．長女と次女は 5 歳年齢が離れているが，5 年という月日が経ってもそれでも医療的ケアがある障害児を育てる家族の負担はとにかく大きく，時代がこの子どもたちの存在についてきていないと感じた．

ここでは，どんなに重い障害があっても地域で生きる子どもたちや家族を支援するためにデイサービスを立ち上げるに至った経緯や，現状や課題を述べる．

NPO 法人ソルウェイズの立ち上げまでの経緯

どんな障害児の母親もある日突然，障害児の母親になる．

筆者の場合は長女が生まれて障害があるとわかった日からであるが，全く心の準備もなく，出産までは調剤薬局の薬剤師として勤務していた．妊娠中は，当然健康に赤ちゃんが生まれてくるものだと何も心配をしていなかった．また当たり前に産休・育休を取り，保育園に子どもが通うようになって，仕事に復帰すると思っていた筆者の生活は大きく一変した．

長女の出産後は特に異常なく，乳幼児健診にて発達の遅れを指摘され，6 か月のときに大学病院に受診して障害があることがわかった．その日

---

* Yoshie MIYAMOTO, 〒060-0010 北海道札幌市中央区北10条西19丁目1-1越後屋ビル　NPO法人ソルウェイズ，代表理事

から障害児の育児が始まった.

いわゆる育児書を開いてもそこには自分の子どもの発達とは大きくかけ離れた健常の子どもの成長発達の過程が書いてあり,自分の子育てとの違いを見せつけられた.筆者は第1子が障害児であったため,健常児の発達を知るとこんなにも成長発達が早いものなのかと驚きもした.周りの身体障害のある子と比べても全く成長発達しない長女に焦りを感じたときもあった.長女の体はとても低緊張で首も座らず,成長発達はとてもゆっくりと進んでいると感じたときもあったが,むしろどんどん後退していった.

次女が生まれ,遺伝子検査でVici症候群と病名がわかり,長女がなぜ成長発達しないのか理解できた.免疫異常もあるのだが当時はそのことがわかっておらず,療育センターのリハビリテーション入院や,母子通園にも通い集団生活にも積極的に参加していた.しかし結果,度重なる感染でそれもできなくなってしまった.また産後休暇,育児休暇を取得していた職場は退職をせざるを得ない状況となった.

長女は重症な肺炎になったことをきっかけに体の緊張は高まり,てんかん発作で何度も息を止めチアノーゼを起こすようになった.てんかん発作を内服薬でコントロールしてチアノーゼを起こさなくなるまで外出することはとても困難だった.時に自宅で長女と2人だけの時間は恐怖にも感じた.自宅から出ることができない期間は1年間となった.その当時は,特に訪問看護やリハビリテーション,居宅介護の時間が筆者も長女にとっても唯一の家族以外の人とのかかわりであったし,筆者の外出の機会でもありリフレッシュできた.

長女の体調が安定した頃,訪問診療の主治医が開設した日中のみの短期入所施設に通うことにした.家族以外の,特に同じ年代の友達とのかかわりの中で過ごして欲しいと願ったからである.その施設は,長女と同じ重度の肢体不自由の障害児で,かつ医療的ケアが必要な子どもが利用者となっていた.そこでは保護者の付き添いも必要な

く,少人数の団体の中で感染も繰り返さず,長女は順調に通うことができた.少人数の集団の中では長女は感染も繰り返さず過ごせることがわかり,やっと長女の居場所を見つけたと思った.

成長発達は後退するばかりと感じていたが,こうして家族以外の者とのかかわりの中で,家から閉じこもる生活から外に出て毎日感じる空気や,大きな送迎バスに揺られ楽しい場所に行く時間すべてが長女に刺激となり,時には緊張した顔をしたり,うっすらと笑うようになり,また発作ではなく手を動かすようになった.重い障害があったとしても経験することが大事であることがわかった.

施設に通い始めた最初の頃は,筆者は長女と離れることにとても不安を覚えた.むしろ長女より母親の筆者のほうが寂しさも感じた.送迎バスに初めて乗って1人で施設に行ったときはバスを泣きながら見送った.その一方で,長女は母親が居ないことに不安を感じるどころか1人で行って来るというような誇らしい顔だった.このときに自分が長女から子離れできていないことを感じた.それだけずっと長女と離れる機会がなかったとも思った.

そのうちに次女も同じ施設に通うことになった.この施設に通う間に筆者は少し仕事もできたのだが,その時間では子どもを預けて働くということに罪悪感もあった.そんな罪悪感は感じなくて良いのだが,他人に子どもを,ましてや障害がある子どもを預けてまで働きたいのかと自問自答したこともあった.子どもを保育園に預けて働くお母さんもこんな気持ちになるのだろうと,その思いを共感できる自分もいた.

ただ,この施設は未就学児のみを利用者としていたので長女の就学を機に利用できなくなった.筆者のように就学などを機に施設が利用できなくなるなどもあり,子どもの年齢が変わるたびに支援の手をまた探し回ることは非常に困る.実際に筆者は家族全員の生活サイクルも一気に組み立て直さなければならなくなった.

子どものどのライフステージにおいても支援の

手が途切れることのないように，また自分の子どもに最適なものを選択できるようにならなければこれからも生まれ育った地域で生きていくことは難しいと思った．

子どもの体調が安定せず入退院を繰り返している間はとにかく生命を守るため，がむしゃらにやってきたとしか言えず，当時のことは病院の思い出しかない．しかし子どもたちも成長発達し体調が安定し入退院が減った．そうすると子どもたちを育てていく中で小児在宅，医療や介護という言葉ではなく，地域でいつまでも子どもと生きていくには？ということを絶えず考えるようになっていった．そうした想いは私だけではなく，こうした子どもを育てている母親は日常から感じている．病院に入院していたときに看護師や医師が行っている医療的ケアは，在宅生活に移行すればその担い手は一身に主たる介護者となる母親になる．その負担は精神的，肉体的にも大きく，また，社会的にも孤立しがちである．

近年は医療的ケア児の存在が社会問題として注目されるようになり，小児在宅医療への移行や退院時支援の体制が積極的に取り組まれていると感じている．訪問看護やリハビリテーションを在宅移行してからすぐ家庭に入る支援として準備することが多いと思うが，子どもの体調が安定してくると成長発達を促す観点からも，また一身に介護を担う母親の心身ともに休息が必要であるということからも訪問系の支援から通所系の支援が必要になると考えられる．

介護を一身に引き受けるのは母親である場合が多いが，保護者の付き添いなく通える場所があることは，主たる介護者の精神的・肉体的な負担を軽減するだけでなく就労の機会を得ることにもなる．また家族以外の者，友達の中で過ごす時間はどんなに重い障害があっても子どもの成長発達には必要で，子どもにとってもかけがえのない経験となると感じた．

当たり前に年齢がきたら子どもが親の手を離れ保育園や幼稚園に通うようになるように，どんなに重い障害があってもそれが当たり前に同じようにできる社会になることで，他人の手に子どもたちを委ねていくことを筆者のように罪悪感を感じずに済むのではないかとも思う．

どんなに重い障害があっても地域で生きていくということは，ずっと生まれ育った家で両親が介護をし続けるということではない．生活介護の事業所に通うことやグループホームに入ることだと思う．親の身体は確実に衰えていき，いつかは介護できなくなる日が来る．すべてを他人の手に委ねていかなければならない日が来る．その日のために家族以外の人とともに過ごすことや介護を他人に委ねていくことを考えていかなければならない．

重症児デイサービスの開設と現状

このような経緯から筆者は2017年1月に同じく市内で在宅介護をしている母親たちとNPO法人を設立し，4月には重症心身判定を利用者の要件とした，医療的ケア児も受け入れ可能な重症児デイサービスを開設した．重症児デイサービスは配置しなければならない人員配置が，児童発達支援管理責任者・看護師・機能訓練士・保育士または児童指導員となっている．

重症児は体調の急変が起きやすい．嚥下機能の問題から唾液が貯留しやすいため誤嚥も起きやすく，呼吸器に問題がある場合もあり SpO_2 が不安定である．そして体の変形も年齢が上がるにつれて多くが問題となっている．他職種への介助やポジショニング，装具装着の確認やアドバイスも必要となる．そうした点からも重症児を施設でみていくには機能訓練士のかかわりが重要と感じている．

デイサービスは医療機関ではないためリハビリテーションはできないのだが，利用者の保護者からは装具が合っているかみてほしいとか，痰が多いときは排痰をして欲しいなどの要望も多くある．活動中にはバギーや座位保持椅子も使用している．デイサービスでの機能訓練士としての役割

は，活動をよりその子に合った姿勢で能力を発揮できる状態であるか，また装具が当たって痛みはないか赤みが出ていないかを観察し，生活に合ったものかを保護者に伝え，時には利用している医療機関のセラピスト，訪問リハビリテーションのセラピストなど関係機関に情報を提供することではないかと思う．

重症児は嚥下障害から痰で常にゼロゼロしていることが多い．そうした状況は子どもも苦しく，なかなか活動に集中できない．痰がすっきりして呼吸が楽な姿勢であることは成長発達には欠かせず，排痰はデイサービスでも必要となる．ただ，小児の経験，特に重症児の経験がある機能訓練士の数は少ない．こうした重症児デイサービスに機能訓練士の配置があり，かかわってくれる機能訓練士が必要ということ自体も知られていないように思う．

小児のリハビリテーションにかかわりたい機能訓練士が多いということは大学や専門学校の先生から話を聞く．ぜひこうした重症児デイサービスにかかわってくれる機能訓練士の方々が増えることを今後期待している．

当事業所では看護師配置があるため医療的ケアが行えるだけではなく，カフマシンを持参している利用者の場合は理学療法士と看護師で排痰を必要時に行っている．そうしたケアも子どもたちの体調を安定させるだけではなく，成長発達の観点からも必要と感じている．そのため筆者は，どんなに重い障害があっても地域で生活していくために必要な社会資源を創りたいと思った際，重症児デイサービスの要件で開設をすることを決めた．

開所してから現在1年が経った．当初開所した場所から，利用者の増加に伴い2018年6月に移転も行った．退院後の生活に向けて当事業所を利用したいという話を病院から入院中に頂き，退院時カンファレンスにも参加させて頂ける機会もあった．もちろん退院して体調が安定してからデイサービスの利用とはなるのだが，医療だけにとらわれず子どもの成長発達を見据えての在宅生活，

そして地域で生きるということを病院から送り出すときに考えてもらえる時代，環境が整いつつあると障害児を育てる母親としても嬉しく感じた．

重症児デイサービスを中心とした地域支援の現状

当事業所の利用者の82%に何らかの医療的ケアがある．筆者の長女，次女はともに痰の吸引は頻回であり胃ろうを造設している．長女は無呼吸を起こしやすく夜間のみの鼻マスク式の人工呼吸器を使用している．喀痰吸引，経鼻チューブからの注入，胃ろうからの注入，気管切開，人工呼吸器，浣腸など在宅で家族が日常生活中に行っている医療的ケアは基本的にはデイサービスでも行う．

また，こうした子どもたちはてんかん発作を合併症としていることが多い．てんかん発作時の抗てんかん薬の使用などの薬の投与も医療的ケアに含めるとその数はもっと上がる．医療的ケアは子どもたちの生命にとって必要不可欠ではあるが，それは日常であり生活の一部である．デイサービスで過ごす時間は子どもの日常で生活の場であり，医療が前面に出てくるものではないしそうであってはいけないと思っている．

ただ，医師が不在という中でこうした重症児を施設でみていく難しさがある．重症児は体調が急変しやすく，特に医療的ケアを行い体調の判断をしている看護師への負担は大きい．そのため，利用者の主治医からの医療的ケアや緊急搬送の指示や訪問看護師，訪問リハビリテーションからの情報，事業所の嘱託医への相談など，それぞれとの連携は不可欠である．

この地域で小児在宅医療を行っている医療機関に，事業所の嘱託医になって頂いている．医師不在のデイサービスでも，医療的ケアや子どもの体調に問題や疑問が生じた場合は常に相談できる体制を整えている．また子どもたちの成長発達を支援する立場として，通園施設や教育機関からどのような療育や授業をしているのか，また興味があるもの・ないものなどについての情報を得ることや連携も必要不可欠である．

このように，こうした子どもたちが地域で生きていくには多職種だけではなく多業種がかかわっている．筆者の子どもたちの場合は，養護学校，大学病院，小児在宅のクリニック，訪問看護ステーション，訪問リハビリテーション，居宅介護，相談室，調剤薬局，重症児デイサービスである．それぞれが連携し，一人の子どもとその家族が地域で生きることを支えることができると感じている．

重症児デイサービスを中心とした地域支援の課題と要望

こうした子どもの親は，子どもに障害があるとわかった日からずっと子どもの病気・障害・将来についての漠然とした不安が頭から離れない．どんなに重い障害や多くの難病を抱えた子どもであってもやはり小さくて可愛い赤ちゃんでいる時間は一瞬で，子どもである時間は短い．筆者はその時間を不安だけにとらわれず子育てをしてもらいたいと思うし，そしてどんな子どもも愛され，社会全体で育てるという仕組みも必要だと感じている．

どんなに重い障害があっても子どもたちは必ず成長発達する．その成長発達には良いことばかりではなく，ときには病状の進行，合併症の悪化もあるかもしれない．それも筆者は成長発達と思っている．

どんな成長発達であっても，子どものライフステージが未就学・就学・卒後・成人と変わろうと

も，生まれ育った地域に，子どもや家族の状況に応じた様々な支援と選択肢が，切れ目なくあることで地域生活が送れるのだが，利用のニーズに対して事業所の数が足りていない．看護師や機能訓練士，保育士や児童指導員などの人材には重症児の知識を有している人材が少なく，雇用も難しいことは事業所が増えない要因と考えられる．大学や専門学校などの教育機関だけではなく，自治体でも重症児にかかわる専門職の人材育成や研修事業に取り組むことが必要と思う．

2018年4月に障害福祉サービスの報酬改定が行われ手厚い人員配置している事業所について評価されたが，それでも重症児デイサービスは利用児の低年齢化，重症化が年々進んでいる．そのためには手厚い人員配置だけではなく知識や高い技術を必要としており，それに対する評価はこの報酬改定であっても十分とはいえないと感じている．次回の報酬改定に期待している．

おわりに

重症児デイサービスができたことで様々な支援が広がり，生まれ育った地域でいつまでも生活することができるようになる．

どんなに重い障害児であっても，子どもが小さくて可愛いときを将来の不安ばかりで過ごすのではなく，「可愛い可愛い」といって子育てをしていけるような社会になって欲しいと願っている．

ピン・ボード

日本神経学会 第113回近畿地方会

会　期：2019年3月17日（日）
会　場：千里ライフサイエンスセンター
会　長：野﨑園子（関西労災病院神経内科・リハビリテーション科）
URL：http://snjkinki.umin.jp/
運営事務局：
　　株式会社コンベンションリンケージ
　　〒543-0001　大阪市天王寺区上本町8-2-6
　　TEL：06-6772-6389　FAX：06-6772-7600
　　E-MAIL：snjkinki113@c-linkage.co.jp

FAX 専用注文書

ご購入される書籍・雑誌名に○印と冊数をご記入ください

5,000 円以上代金引換

○	書　籍　名	定価	冊数
	病院と在宅をつなぐ 脳神経内科の摂食嚥下障害―病態理解と専門職の視点― 新刊	¥4,860	
	ゼロからはじめる！ Knee Osteotomy アップデート	¥11,880	
	イラストからすぐに選ぶ 漢方エキス製剤処方ガイド	¥5,940	
	化粧医学―リハビリメイクの心理と実践―	¥4,860	
	Non-Surgical 美容医療超実践講座	¥15,120	
	ここからスタート！睡眠医療を知る―睡眠認定医の考え方―	¥4,860	
	Mobile Bearing の実際―40 年目を迎える LCS を通して―	¥4,860	
	髄内釘による骨接合術―全テクニック公開, 初心者からエキスパートまで―	¥10,800	
	カラーアトラス 爪の診療実践ガイド	¥7,776	
	睡眠からみた認知症診療ハンドブック―早期診断と多角的治療アプローチ―	¥3,780	
	肘実践講座 よくわかる野球肘 肘の内側部障害―病態と対応―	¥9,180	
	複合性局所疼痛症候群（CRPS）をもっと知ろう	¥4,860	
	医療・看護・介護で役立つ嚥下治療エッセンスノート	¥3,564	
	こどものスポーツ外来―親もナットク！このケア・この説明―	¥6,912	
	快適な眠りのための睡眠習慣セルフチェックノート	¥1,944	
	野球ヒジ診療ハンドブック―肘の診断から治療, 検診まで―	¥3,888	
	見逃さない！骨・軟部腫瘍外科画像アトラス	¥6,480	
	パフォーマンス UP！ 運動連鎖から考える投球障害	¥4,212	
	医療・看護・介護のための睡眠検定ハンドブック	¥3,240	
	肘実践講座 よくわかる野球肘 離断性骨軟骨炎	¥8,100	
	これでわかる！スポーツ損傷超音波診断 肩・肘＋α	¥4,968	
	達人が教える外傷骨折治療	¥8,640	
	ここが聞きたい！スポーツ診療 Q & A	¥5,940	
	見開きナットク！フットケア実践 Q & A	¥5,940	
	高次脳機能を鍛える	¥3,024	
	最新 義肢装具ハンドブック	¥7,560	
	訪問で行う 摂食・嚥下リハビリテーションのチームアプローチ	¥4,104	

バックナンバー申込（※ 特集タイトルはバックナンバー 一覧をご参照ください）

❀メディカルリハビリテーション（No）

No＿＿＿＿　　No＿＿＿＿　　No＿＿＿＿　　No＿＿＿＿　　No＿＿＿＿

No＿＿＿＿　　No＿＿＿＿　　No＿＿＿＿　　No＿＿＿＿　　No＿＿＿＿

❀オルソペディクス（Vol/No）

Vol/No＿＿＿　Vol/No＿＿＿　Vol/No＿＿＿　Vol/No＿＿＿　Vol/No＿＿＿

年間定期購読申込

❀メディカルリハビリテーション　　　　　　No.　　　　　　　から

❀オルソペディクス　　　　　　　　Vol.　　　No.　　　　から

TEL：	（　　　　）		FAX：	（　　　　）	
ご住所	〒				
フリガナ				診療	
お名前			要捺印	科目	

FAX 03-5689-8030 全日本病院出版会行

FAX 03-5689-8030

全日本病院出版会行

年　月　日

住 所 変 更 届 け

お 名 前	フリガナ
お客様番号	毎回お送りしています封筒のお名前の右上に印字されております8ケタの番号をご記入下さい。
新お届け先	〒　　　　　都 道 　　　　　　府 県
新電話番号	（　　　　　）
変更日付	年　月　日より　　　　月号より
旧お届け先	〒

※ 年間購読を注文されております雑誌・書籍名に✓を付けて下さい。
- ☐ Monthly Book Orthopaedics （月刊誌）
- ☐ Monthly Book Derma. （月刊誌）
- ☐ 整形外科最小侵襲手術ジャーナル （季刊誌）
- ☐ Monthly Book Medical Rehabilitation （月刊誌）
- ☐ Monthly Book ENTONI （月刊誌）
- ☐ PEPARS （月刊誌）
- ☐ Monthly Book OCULISTA （月刊誌）

FAX 03-5689-8030

全日本病院出版会行

Monthly Book Medical Rehabilitation
バックナンバー在庫

2019.1.現在

【2013年】
No.157 肩関節傷害 診療の真髄
編集/岩堀裕介（増大号/3,900円＋税）

No.163 もう悩まない！100症例から学ぶリハビリテーション評価のコツ
編集/里宇明元・辻川将弘・杉山 瑶・堀江温子（増刊号/4,900円＋税）

【2014年】
No.170 高齢者のフレイル(虚弱)とリハビリテーション
編集/近藤和泉（増大号/3,900円＋税）

No.176 運動器疾患リハビリテーション実践マニュアル
編集/帖佐悦男（増刊号/4,900円＋税）

【2015年】
No.182 下肢のスポーツ障害―押さえておきたい病態・評価・治療とリハビリテーション― 編集/吉矢晋一

No.183 知りたい！聞きたい！認知症Q＆A
編集/遠藤英俊（増刊号/4,980円＋税）

No.186 終末期の摂食嚥下リハビリテーション
―看取りを見据えたアプローチ― 編集/野原幹司

No.188 地域包括ケアシステムにおいて生活期リハビリテーションに期待すること 編集/斉藤正身

No.189 リハビリテーション医療における呼吸器診療
編集/笠井史人（増大号/4,000円＋税）

No.190 急性期リハビリテーションにおけるチーム医療―Inter-Professional Working から Trans-Professional Working へ― 編集/高橋哲也

No.191 がんサバイバーのリハビリテーション 編集/小西敏郎

【2016年】
No.192 回復期における高次脳機能障害へのアプローチ
―病態評価に基づく対応― 編集/宮井一郎

No.193 脳性麻痺のリハビリテーション
―押さえておきたい二次障害への対応― 編集/朝貝芳美

No.194 現場に活かすリハビリテーション支援機器 編集/浅見豊子

No.195 骨粗鬆症update―リハビリテーションとともに―
編集/島田洋一・宮腰尚久（増大号/4,000円＋税）

No.196 パーキンソニズムの診断とリハビリテーション 編集/林 明人

No.197 大腿骨近位部骨折のリハビリテーション 編集/千田益生

No.198 腰痛予防と運動指導―セルフマネジメントのすすめ―
編集/矢吹省司

No.199 知っておくべきリハビリテーションにおける感染対策 編集/藤谷順子

No.200 在宅高齢者の内部障害リハビリテーション 編集/諸富伸夫

No.201 リハビリテーション看護―看護実践のエビデンスと可能性―
編集/金城利雄・荒木暁子

No.202 発達期の嚥下調整食 編集/弘中祥司

No.203 リハビリテーションに役立つ！睡眠障害・睡眠呼吸障害の知識
編集/近藤国嗣（増刊号/4,980円＋税）

No.204 末梢神経障害に対する治療の進歩―新たな展開とリハビリテーション― 編集/平田 仁

【2017年】
No.205 医工,産学連携によるリハビリテーション 編集/菅本一臣

No.206 認知症予防とリハビリテーション 最前線
編集/繁田雅弘・竹原 敦

No.207 脳損傷者の自動車運転―QOL向上のために― 編集/武原 格

No.208 リハビリテーションに役立つ心理療法 編集/中島恵子

No.209 脊髄損傷のリハビリテーション最前線 編集/三上靖夫

No.210 小児脳損傷のリハビリテーション
―成長に合わせたアプローチ― 編集/橋本圭司

No.211 全身管理からみたフットケア 編集/杉本郁夫

No.212 摂食嚥下障害リハビリテーションABC
編集/出江紳一（増刊号/4,980円＋税）

No.213 神経免疫疾患治療とリハビリテーションupdate 編集/阿部和夫

No.214 リンパ浮腫コントロール 編集/廣田彰男

No.215 人工呼吸器管理患者のリハビリテーション 編集/笠井史人

No.216 運動器疾患エコー活用術 編集/扇谷浩文

No.217 知っておきたい！これからの生活期リハビリテーション
編集/石川 誠（増大号/4,000円＋税）

【2018年】
No.218 心大血管手術後のリハビリテーション 編集/宮野佐年

No.219 医療ITを活かすチームリハビリテーション 編集/菅原英和

No.220 リハビリテーションから考える高次脳機能障害者への生活支援
編集/中島八十一

No.221 多職種協働による転倒予防 私たちの取り組み 編集/渡邊 進

No.222 チーム医療の中のリハ医のリーダーシップ―様々なチームシチュエーション―
編集/岡本隆嗣

No.223 次のリハビリテーションに活きる！私の脳疾患評価
編集/石合純夫（増刊号/4,980円＋税）

No.224 リハビリテーションを支える栄養管理の知識
編集/栢下 淳

No.225 知っておきたい脳卒中下肢装具の知識
編集/牧野健一郎

No.226 認知症高齢者の摂食嚥下リハビリテーション
編集/大熊るり

No.227 臨床実践！失語症のリハビリテーション
編集/前島伸一郎

No.228 成長期のスポーツ外傷・障害とリハビリテーション医療・医学
編集/帖佐悦男（増刊号/4,000円＋税）

No.229 これからの"地域"づくり―リハビリテーションの視点から―
編集/宮田昌司

No.230 リハビリテーションに活かす ソーシャルワーカーの力
編集/取出涼子

【2019年】
No.231 心臓リハビリテーションにおける新時代の幕明け
編集/諸冨伸夫

2019年 年間購読のご案内

年間購読料 39,420円（消費税込）

年間13冊発行

（通常号11冊・増大号1冊・増刊号1冊）

送料無料でお届けいたします！

各号の詳細は弊社ホームページでご覧いただけます.
☞ http://www.zenniti.com/

※各号定価(本体価格2,500円＋税)(増刊・増大号を除く)

次号予告

高齢者と排泄
―アセスメントとケア―

No. 233（2019 年 3 月号）

編集／山梨大学医学部看護学科准教授
谷口　珠実

高齢者の下部尿路機能障害―蓄尿障害―
……………………………鈴木　康之ほか
高齢者の下部尿路機能障害―尿排出障害―
……………………………三井　貴彦ほか
高齢者の下部尿路機能障害のアセスメントと
　ケア……………………………谷口　珠実
高齢者の排泄のための骨盤底筋トレーニング
……………………………井上　倫恵
高齢者の排尿活動アセスメントと
　排尿動作自立支援…………今西　里佳ほか
高齢者の便秘…………………神山　剛一
高齢者の便失禁………………髙橋　里奈ほか
高齢者の排便を整える食事の
　アセスメントと支援の実際……積　美保子

高齢者の排便姿勢………………郷原　将大ほか
高齢者の排泄自立を促す排泄用具の
　使い方…………………………高崎　良子

編集主幹：宮野佐年　医療法人財団健貢会総合東京病院 　　　　　　　　　リハビリテーション科センター長 　　　　　水間正澄　医療法人社団輝生会理事長 　　　　　　　　　昭和大学名誉教授	**No. 232　編集企画**： 土岐めぐみ　北海道立心身障害者総合相談所医長 　　　　　　　札幌医科大学リハビリテーション科兼任助教

Monthly Book Medical Rehabilitation　No. 232

2019 年 2 月 15 日発行　（毎月 1 回 15 日発行）
定価は表紙に表示してあります.
Printed in Japan

発行者　　末　定　広　光
発行所　　株式会社　全日本病院出版会
〒 113-0033 東京都文京区本郷 3 丁目 16 番 4 号 7 階
　　　　電話（03）5689-5989　Fax（03）5689-8030
　　　　郵便振替口座 00160-9-58753

© ZEN・NIHONBYOIN・SHUPPANKAI, 2019

印刷・製本　三報社印刷株式会社　　　　電話（03）3637-0005
広告取扱店　㈲日本医学広告社　　　　　電話（03）5226-2791

・本誌に掲載する著作物の複製権・翻訳権・上映権・譲渡権・公衆送信権（送信可能化権を含む）は株式会社
　全日本病院出版会が保有します.
・ **JCOPY** ＜（社）出版者著作権管理機構　委託出版物＞
　本誌の無断複写は著作権法上での例外を除き禁じられています. 複写される場合は, そのつど事前に,（社）出版
　者著作権管理機構（電話 03-5244-5088, FAX 03-5244-5089, e-mail: info@jcopy.or.jp）の許諾を得てください.
・本誌をスキャン, デジタルデータ化することは複製に当たり, 著作権法上の例外を除き違法です. 代行業者等
　の第三者に依頼して同行為をすることも認められておりません.